W0384688

Knaur
MensSana

Über die Autoren:

Elmar und Michaela Zadra leben mit ihrer Tochter in Anghiari/Toskana. 1994 haben sie das Institut für Maithuna-Tantra gegründet, nachdem sie nach mehreren Indien-Aufenthalten acht Jahre lang von asiatischen Meistern in der Kunst des Tantra geschult wurden.

Michaela und Elmar Zadra

Hingabe und Ekstase

Der G-Punkt und das Geheimnis der weiblichen Sexualität

Aus dem Italienischen
von Elisabeth Liebl

Knaur
MensSana

Die italienische Originalausgabe erschien 2003
unter dem Titel *Il Punto G. Una guida tantrica
al mistero della sessualità femminile*
bei Sperling & Kupfer Editori S.p.A., Mailand.

Besuchen Sie uns im Internet: www.droemer-knaur.de
Alle Titel aus dem Bereich MensSana finden Sie im Internet
unter www.knaur-mens-sana.de

Vollständige Taschenbuchausgabe Oktober 2006

Redaktion: Annette Gillich, Essen
Umschlaggestaltung: ZERO Werbeagentur, München
Umschlagabbildung: FinePic, München
Druck und Bindung: GGP Media GmbH, Poessneck
Printed in Germany
ISBN-13: 978-3-426-87306-9
ISBN-10: 3-426-87306-0

2 4 5 3 1

Wir widmen dieses Buch unseren Eltern Renate und Michael sowie Gertrud und Siegfried. Sie haben uns all ihre Liebe gegeben und uns in unserer Erforschung neuer innerer Welten immer unterstützt.

Inhalt

1

Ein durch und durch weiblicher Punkt

Wenn man eine beliebige Frauenzeitschrift öffnet oder eine Webseite anklickt, um mehr über den G-Punkt zu erfahren, bekommt man gewöhnlich als Erstes eine kurze Beschreibung seiner Lage. Sodann folgen Tipps, wie man ihn findet und stimuliert. Zu guter Letzt gibt es vielleicht noch ein paar praktische Ratschläge, welche Positionen beim Geschlechtsverkehr den G-Punkt am stärksten anregen. Ein solcher Text würde etwa folgendermaßen aussehen:

> Der G-Punkt verdankt seinen Namen seinem Entdecker Ernst Gräfenberg. Es handelt sich dabei um eine winzige Erhebung des Gewebes an der vorderen Vaginawand, etwa fünf Zentimeter weit in der Vagina, also auf halber Distanz zwischen Schambein und Muttermund. Wird der G-Punkt stimuliert, dehnt er sich aus und verändert seine Struktur.
> Für die Frau ist es nicht leicht, diesen Punkt selbst zu finden. Am einfachsten lässt er sich im Sitzen ertasten, wobei die Handinnenfläche zur Klitoris gewandt ist. Im Allgemeinen aber ist es leichter, den Punkt mit Hilfe des Partners zu suchen. Am besten lässt sich der G-Punkt in allen Stellungen von hinten stimulieren.

Die Frau liegt entweder auf dem Bauch und hat in Höhe der Magengegend ein Kissen untergeschoben, oder sie stützt sich auf alle viere, während der Mann kniet. Nur so kommt der Penis des Mannes in Kontakt mit der vorderen Wand der Vagina. Ein ähnlicher Effekt stellt sich ein, wenn die Frau auf dem Mann sitzt. So kann sie das Becken in einer Weise bewegen, dass der Penis des Mannes die richtige Stelle berührt.

Viele Frauen berichten, dass die Stimulation des G-Punktes ihnen tiefere Orgasmen beschert als die normale Penetration. Andere wiederum erzählen, dass der auf diesen Punkt ausgeübte Druck bei ihnen den Reflex zu urinieren auslöse. Doch sobald diese instinktive Reaktion abflaue, breite sich in ihnen eine tiefe Lust aus, die zu regelrechten »Ejakulationen« oder gar zu multiplen Orgasmen führe. Trotzdem reagieren nicht alle Frauen gleich auf die Stimulierung des G-Punktes: Einige empfinden nur wenig dabei, andere verspüren danach einen Orgasmus, der sich auf den ganzen Körper ausdehnt, und erleben ekstatische Momente erhöhten Bewusstseins.

Damit wäre in wenigen Worten alles Wissenswerte über den G-Punkt gesagt. Und doch scheint mit diesen Ausführungen dem Thema nicht Genüge getan, sonst würden derartige Artikel wohl kaum mit schöner Regelmäßigkeit in den Frauen- bzw. Gesundheitszeitschriften wiederkehren. Und weshalb stoßen wir immer wieder auf Berichte, die den G-Punkt als reinen Mythos darstellen? Warum finden sich im Internet Hunderte von Seiten zu diesem Thema, gleich, in welcher Sprache man sucht? Warum sind manche von der Existenz des G-

Punktes völlig überzeugt, während andere ihn noch für unerforschtes Gebiet halten?

Seit etwa 20 Jahren – also seit die Studien von Gräfenberg wieder aufgenommen wurden – hört man alles Mögliche über dieses geheimnisvolle Fleckchen weiblicher Lust: Manche Frauen meinen, der G-Punkt sei ein wichtiger Bestandteil ihres sexuellen Erlebens, andere wiederum haben sich noch nicht einmal die Mühe gemacht, ihn zu suchen. Und wieder andere haben ihn zwar gesucht, aber nicht gefunden. Einige Frauen sind sich nicht sicher, ob sie ihn nun lokalisiert haben oder nicht: »Ich hatte ihn schon gefunden, aber jetzt weiß ich nicht mehr, wo er ist.« Oder: »Beim zweiten Mal kam er mir ganz anders vor als beim ersten Mal, darum habe ich's dann überhaupt gelassen.« Und schließlich: »Ich habe etwas ganz Merkwürdiges gespürt. Mit einem Orgasmus hatte das überhaupt nichts zu tun. Darum habe ich lieber aufgehört.«

Tatsache ist, dass Wissenschaftler und Sexualforscher auf der ganzen Welt noch immer darüber diskutieren, ob es den G-Punkt wirklich gibt. Daher stößt man in der Literatur auch auf ganz unterschiedliche Aussagen: »Wir haben ihn bei einer Gruppe von etwa tausend Frauen zweifelsfrei nachgewiesen.« Oder: »Bis heute lässt sich darüber nichts Definitives sagen. Die Forschung muss weitergeführt werden.« Und: »Der G-Punkt ist ein Mythos, der wissenschaftlich nicht bewiesen ist.«

So wird aus einem Punkt ein Fragezeichen.

Mein erstes Mal

Michaela, die Autorin dieses Buches, erzählt von ihren ersten Erfahrungen mit dem G-Punkt.

Michaela

Zum ersten Mal habe ich von diesem mysteriösen Punkt vor ein paar Jahren gehört, als sich Freundinnen darüber unterhielten. Natürlich hat mich das neugierig gemacht, doch unter den Anforderungen des Alltags – Familie, Kinder, Arbeit – habe ich die ganze Sache bald wieder vergessen. Bis ich eines Tages im Tantrakurs von Bali und Prabhato Massage des G-Punktes machte. Bis zu diesem Zeitpunkt hatte ich meine Sexualität immer für äußerst befriedigend gehalten. Als »Hirschfrau« (ein bestimmter genitaler Typ) komme ich durch Penetration leicht zum Orgasmus – in jeder Lage und unter allen Umständen.

Bei der Massage des G-Punktes allerdings wurde mir klar, dass ich recht wenig über meinen Körper wusste. Irgendwie ahnte ich, dass dies der Beginn einer neuen, aufregenden Reise war. Und in der Tat bin ich noch längst nicht am Ende dieser Reise angekommen, sie bereitet mir heute noch Überraschungen, weil ich immer wieder neue Wege kennen lerne, die intensive Nähe zu mir selbst weiter zu vertiefen. Für mich ist die Stimulierung des G-Punktes mit ihren »implosiven« Orgasmen die Widerspiegelung des Geistes auf körperlicher Ebene, das Tor zu einer weiblichen Spiritualität, die Körper und Geist gleichermaßen berührt.

Doch kehren wir zu jenem Tag zurück, an dem ich zum ersten Mal meinen G-Punkt erfuhr, und zwar in einer Umgebung, in der ich dies nie für möglich gehalten hätte.

Auf dem Programm stand eine Massage der Vulva und Vagina, die jede Frau von ihrem Partner bekommen sollte. Ich war ziemlich neugierig, aber nach gut einer Stunde machte sich Ungeduld breit. Ich weiß noch, dass ich innerlich kaum ruhig bleiben konnte. Angesichts dieses Kaleidoskops von Reizen, die auf mich einstürmten, gelang es mir kaum, das Energieniveau zu halten und präsent zu bleiben. Ja, ich verspürte sogar den drängenden Impuls, meinen Mann Elmar, der sich mit zärtlicher Hingabe meiner dreistündigen Massage widmete, mit wüsten Schimpfworten zu überhäufen. Wenn es nach mir gegangen wäre, hätte ich ihn wohl mehr als einmal gebeten, aufzuhören, doch die Anwesenheit der anderen und die Unterstützung der Gruppe halfen mir, also machte ich einfach weiter.

Am Ende aber war ich so stocksauer, dass ich mein Zeug zusammenpackte und ohne ein Wort oder einen Blick einfach verschwand. Ich schwor mir, dass ich so etwas nie wieder machen würde. Überhaupt war ich fest überzeugt, dass unsere Lehrer alles falsch machten, dass man das einfach nicht in der Gruppe machen sollte und dass mit mir irgendetwas nicht stimmte. Es hatte einfach keinen Sinn, in der Sexualität etwas zu suchen, was dort nicht zu finden war.

Und doch spürte ich nach diesem Tag, dass meine Art, Liebe zu machen, sich deutlich verändert hatte: Vorher war es immer schön gewesen, jetzt war es umwerfend. Jedes Mal, wenn mein Mann mich nahm, spürte ich in mir diesen Punkt, der aufflammte wie ein Lämpchen – was mich enorm verwunderte. Wie kam es, dass sich in mir plötzlich dieses intensive, deutliche und wunderbare Erleben einstellte? War die Massage etwa doch die Mühe wert gewesen? Als ich den Veränderungen in mir genauer nachspürte, entdeckte ich, dass meine Sensibilität im Genitalbereich angestiegen war. Ich war mir meiner Empfindungen viel klarer bewusst als vorher, was die Lust zu einem raffinierteren Vergnügen machte. Mein Mann und ich genossen auch ruhige Momente, in denen er sich nur wenig bewegte, seine Lage kaum veränderte. Ich konnte sogar den Atem spüren, der mein Becken ganz ausfüllte. Als ich all das meinem Mann erzählte, kam ich aus dem Staunen gar nicht mehr heraus: Nicht nur mir war es so ergangen, auch für ihn war das sexuelle Empfinden vielfältiger, genussreicher, intensiver und gleichzeitig delikater geworden.

Ein paar Wochen später wiederholten wir die G-Punkt-Massage, doch dieses Mal zu Hause und allein. Ich erwartete dieselbe Nervosität, dieselbe Reizbarkeit und Wut, wie ich sie im Tantrakurs erlebt hatte. Ich hatte mich auf all diese unangenehmen Gefühle eingestellt, doch tatsächlich geschah nichts dergleichen. Die meiste Zeit während der Massage spürte ich kaum etwas, ein gewaltiges Nichts, eine große Leere, in der weder Lust noch Leid auftauchten. Das war die dritte Überraschung. Nach dieser zweiten Massage wurde unser Liebesspiel vergleichsweise ruhig. Ich spürte die winzigen inneren Veränderungen noch stärker und war während des Aktes präsenter als je zuvor: War es früher hin und wieder vorgekommen, dass ich mich in Gedanken verlor, mich fragte, was ich hinterher kochen würde, wie es meinem Partner wohl erginge oder was mich am nächsten Tag in der Arbeit erwartete, so blieb ich nun in dauerhaftem Kontakt mit dem unglaublichen Reichtum von Empfindungen, die mein Becken erfüllten, um sich dann konzentrisch über den ganzen Körper auszubreiten. Das war nun mein großer Wurf: eine sanfte und dauerhafte Präsenz, ein neuer Sinn für innere Tiefe, ein »Bei-mir-bleiben-Können«, das mich an bestimmte Momente meiner Kindheit erinnerte, in denen ich mich auf einen riesigen umgestürzten Baumstamm setzte, um den lautlosen Geräuschen zuzuhören, die so deutlich in mein Bewusstsein drangen, dass ich sogar die Bewegung einer Raupe unter der Rinde meines Baumes wahrnehmen konnte.

In der Folge wurde die große Leere der zweiten Massage von einem Crescendo lustvoller Emotionen erfüllt. Ich entdeckte neue innere Welten, neue Empfindungen – mit oder ohne Orgasmus – bei der Masturbation, beim Liebesakt oder in meinen erotischen Träumen. Doch auch außerhalb der sexuellen Erfahrung erlebte ich meinen Körper neu und voller Leben: Ich war kraftvoll und entspannt, aufnahmefähig und explosiv, strahlend und geheimnisvoll, enthüllt und verborgen, verschlossen und offen zugleich. Ich fühlte mich wie eine Braut, deren Gesicht vom Schleier befreit wird, damit sie den Kuss empfangen kann, der ihr gesamtes Leben verändern wird. Und all das hatte mit einem einfachen Punkt begonnen!

Ist dieser Bericht nun der Einzelfall einer von der Glücksgöttin geküssten Frau, oder stellt er vielmehr eine typische Erfahrung mit dem G-Punkt dar?

Um dies herauszufinden, haben wir 180 Frauen gebeten, sich auf Entdeckungsreise zu ihrem G-Punkt zu machen, auf der wir sie begleiten wollten. Um die einzelnen Etappen besser herauszuarbeiten, haben wir 65 von ihnen nach Abschluss der Reise interviewt. Die nachstehenden Zahlen spiegeln den Ausgangspunkt wider, von dem aus sie aufbrachen. (In der Folge werden wir immer wieder auf unseren Fragebogen zurückgreifen. Die gesamten Ergebnisse der Befragung sind im Anhang aufgeführt.)

Was aber ist nun dieser geheimnisvolle Punkt in Wirklichkeit?

Einige Ärzte sprechen von einem »erogenen, berührungssensiblen Bereich an der vorderen Scheidenwand«, ohne groß auf seine Beschaffenheit einzugehen. Andere definieren den G-Punkt als »kleine Masse von erektilem Gewebe« oder als »Corpus spongiosum [Schwellkörper] der Harnröhre«[1], das sie zu den Paraurethraldrüsen rechnen, welche den weiblichen Harnröhrenausgang umschließen. Andere sprechen gar von einer »weiblichen Prostata«, da dieser Bereich entwicklungsphysiologisch der männlichen Prostata entspricht.

5.a *Haben Sie schon einmal vom G-Punkt gehört?*

Ja	53
Nein	12
Gesamt	*65*

5.b *Wenn ja, wie?*

Ich habe darüber gehört oder gelesen	32
Ich habe ihn konkret körperlich erfahren	19
Ich habe eine vage Vorstellung bzw. Empfindung	13

Für den Augenblick möchten wir uns der erstgenannten Definition bedienen, da es uns weniger um die Anatomie des G-Punktes geht als um seine Auswirkungen auf die weibliche Sexualität, wie sie sich subjektiv in Gefühlen und Empfindungen zeigt, wenn der »Punkt« stimuliert wird. Ohnehin ist der Ausdruck »Punkt« eher irreführend, da es sich dabei mehr um einen Bereich handelt, was sich im englischen Begriff *g spot* besser zeigt. Es gibt sogar Wissenschaftler, die von der »Gräfenberg-Zone« oder dem *g crest* (G-Erhebung) sprechen. Doch da sich mittlerweile der Begriff G-Punkt allgemein durchgesetzt hat, werden auch wir ihn verwenden.

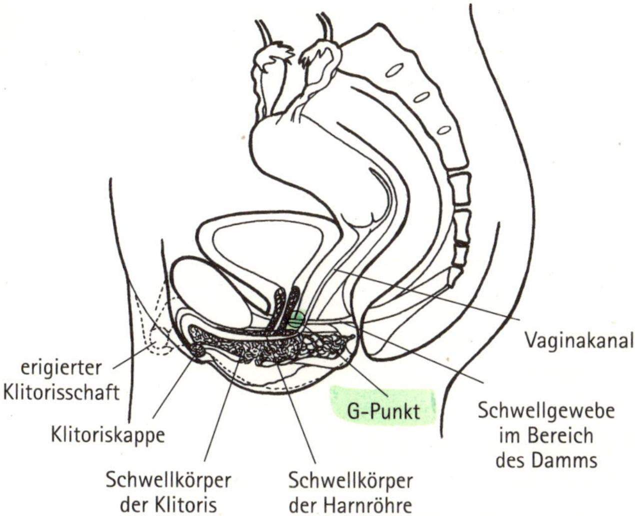

Die Lage des G-Punktes[2]

In der tantrischen Literatur wurde die Existenz des G-Punktes nie bezweifelt. Wenn er überhaupt Gegenstand von Debatten war, dann nur im Hinblick auf die verschiedenen Möglichkeiten seiner Stimulierung und seine Rolle beim Erlangen höherer Ebenen des weiblichen Orgasmus, auf denen die sexuelle Erfahrung immer mehr zur spirituellen wird.

In der erotischen Literatur Indiens findet der G-Punkt mehrfach Erwähnung. Im *Kamasutra* ist zu lesen: »Das Vergnügen der Frau ist ein zweifaches: Erregung und Ejakulation. Die Vagina wird nur durch Erregung feucht, den Gipfel der Lust hingegen erklimmt sie während des Ergusses«.[3] Im *Kokashastra*[4], einem Text aus dem 12. Jahrhundert, wird der G-Punkt *purna chandra* (Vollmond) genannt. Im *Ananga Ranga*, einem ausführlichen Traktat über Liebe und Sexualität des 16. Jahrhunderts, heißt er *saspanda* (»Punkt der Glückseligkeit« oder »Heiliger Punkt«). Er wird beschrieben als »runzlige Zone im Innern der Vagina, eher beim Nabel liegend. Wird sie stimuliert, fließt aus ihr reichlich das *kama salila*, der Liebessaft. Reibung an dieser Stelle sorgt für einen intensiven, krampfartigen Orgasmus«.[5] Besser noch ist folgende Beschreibung: »Die Frau, die am Ende des Liebesspiels die Säfte des Liebesgottes fließen lässt, wirft sich unter Schreien und Weinen herum, bevor sie ganz schwach wird und ihre wunderschönen Augen schließt. Tief befriedigt erträgt sie nicht mehr die kleinste Berührung.«[6]

Doch nicht nur im Tantra oder in der indischen Liebeskunst spricht man vom G-Punkt und seiner Rolle bei der weiblichen »Ejakulation«. Vielmehr kommt er in den Mythen und Erzählungen vieler Völker vor. Eine kleine Reise durch Raum und Zeit lässt uns einige Spuren finden:

- Schon 377 v. Chr. sprach Hippokrates von der weiblichen Ejakulation, und der berühmte Arzt der Antike, Galen, schreibt in *De semine*: »Die Flüssigkeit, die in diesen Drüsen produziert wird, fließt in die Harnröhre [...] Deutlich sichtbar rinnt sie aus der Frau heraus, wenn diese den Höhepunkt der Lust erreicht, und breitet sich über dem Schambein des Mannes aus.«[7]
- Da die katholische Kirche im Mittelalter das weibliche Sekret für fruchtbar hielt, war in der Moraltheologie der »trockene Orgasmus« (also ohne Ejakulation) während des *amplexus riservatus* (der ehelichen Umarmung) verboten.[8] Daraus lässt sich schließen, dass

in der damaligen Zeit der »Erguss« der Frau als völlig normal galt.

- Die Frauen des nordamerikanischen Mojave-Stammes sagen ganz offen, dass sie während des Orgasmus eine Flüssigkeit ausscheiden, ob dieser nun durch genitale, orale oder anale Stimulierung erfolgt.[9]
- Bei den Einwohnern von Truk, einer Inselgruppe im südpazifischen Raum, gilt der »Koitus als Wettkampf zwischen Mann und Frau, bei dem der Mann seinen Orgasmus so lange zurückhält, bis die Frau ihrerseits den Höhepunkt erreicht«.[10] Dies geschieht, indem der Mann »nur die Penisspitze in die Vagina einführt, den Schaft in der Hand hält und damit umrührt wie in einer Tasse. Auf diese Weise wird der G-Punkt stimuliert«.[11]
- Doch man muss gar nicht so weit in die Ferne schweifen, um Belege für das überlieferte Wissen vom G-Punkt zu entdecken. So gibt es im Italienischen ein Sprichwort, wonach es der Braut Glück bringen soll, wenn sie vor der Kirchentür vom Regen überrascht wird: »Sposa bagnata, sposa fortunata.« In Wirklichkeit aber ist mit der »nassen Braut« natürlich die zufriedene Ehefrau im Schlafzimmer gemeint.

Es gibt Menschen, für die Sexualität eine Quelle der Freude und Lebenskraft ist, andere wiederum stehen der sexuellen Erfahrung eher ängstlich gegenüber oder entschließen sich gar, freiwillig darauf zu verzichten. Der eine lebt seine Sexualität glücklich in einer dauerhaften Paarbeziehung, der andere ist ständig auf der Jagd nach neuen Erlebnissen. Doch unter all diesen so grundverschiedenen Charakteren würde wohl keiner auf die Idee kommen, die Existenz der Gebärmutter, der Prostata, des Orgasmus, der sexuellen Erregung usw. in Frage zu stellen. Warum also wird gerade die Existenz des G-Punktes so häufig angezweifelt?

20 Jahre Verwirrung

Ein kurzer Exkurs in die Geschichte wird uns zeigen, wie die wissenschaftliche Forschung einer Epoche – sowohl ihr Gegenstand als auch ihr Resultat – das Ausmaß widerspiegeln, in welchem die Gesellschaft sich zu ändern bereit ist. Denn es ist die Gesellschaft, welche den Grad geistiger Offenheit des Individuums gegenüber Neuerungen prägt. Gerade die Geschichte des G-Punktes liefert hier zahlreiche Belege, weil den regelmäßigen »Neuentdeckungen« immer wieder lange Perioden des Schweigens folgten bzw. kurze, heftige Attacken, welche die Möglichkeit seiner Existenz bestritten.

Der erste Wissenschaftler, der »den G-Punkt ausführlich beschrieb, war Regnier de Graff, ein holländischer Anatom des 17. Jahrhunderts«.[12] Doch es sollte noch bis 1950 dauern, bis der deutsche Gynäkologe Ernst Gräfenberg (der Anfangsbuchstabe seines Nachnamens stand Pate für die Bezeichnung »G-Punkt«) seine Entdeckung veröffentlichte: »Die Existenz einer erogenen Zone an der vorderen Vaginawand, entlang der Harnröhre, lässt sich einwandfrei nachweisen. Dieser Bereich scheint von einem schwammigen Gewebe umgeben zu sein, das den Schwellkörpern [des Penis] ähnelt. Während der sexuellen Stimulierung beginnt das Gewebe sich auszudehnen, sodass der Punkt zweifelsfrei fühlbar wird. Am Ende des Orgasmus ist er stark angeschwollen. Die sensibelste Zone liegt an der hinteren Wand der Harnröhre, dort, wo diese aus dem Blasenhals austritt. Die Frau spürt, wann der Penis oder der Finger den Kontakt mit der vaginalen Seite der Harnröhre verliert, und wechselt dann die Position, um ihn erneut zu ermöglichen«.[13]

In den folgenden 30 Jahren fand Gräfenbergs Entdeckung keine Gnade vor den Augen der Wissenschaft. Die »wenigen Mediziner, die seine Meinung teilten, wurden entweder ignoriert oder für verrückt erklärt. So versuchte der Urologe Hymel auf drei gynäkologischen Kongressen den Teilnehmern seine Sicht des G-Punktes zu erläutern, hatte damit aber keinerlei Erfolg«.[14]

Nach Kinsey[15] gelang es den Sexualwissenschaftlern William Masters und Virginia Johnson[16], die allgemeine Aufmerksamkeit auf die Klitoris zu lenken. 1966, nachdem sie in einer wahrhaft titanischen Studie Berichte über 7500 Orgasmen bei 382 Frauen ausgewertet hatten, kamen sie zu folgendem Schluss:

> Die Klitoris dient nur der Rezeption äußerer sexueller Reize. […] und ist damit ein im menschlichen Körper einzigartiges Organ, das einzig und allein als erotisches Zentrum dient.[16] Die Vagina hingegen dehnt sich während des Orgasmus in der Tiefe aus. Das vordere Drittel der Vagina zieht sich gleichzeitig energisch und wiederholt rhythmisch zusammen. Die Reaktion des äußeren Drittels ist die einzige physiologische Reaktion des Vaginalrohres, die auf die Phase des Orgasmus beschränkt bleibt. […] Daraus lässt sich

schließen, dass der vaginale und der klitorale Orgasmus keineswegs zwei getrennt Phänomene sind.[17]

Die Arbeit von Masters und Johnson wurde für die folgende Generation von Sexualwissenschaftlern zum Standardwerk. Die von ihnen erarbeiteten Grundlagen wurden – von einigen Aktualisierungen einmal abgesehen – nicht mehr ernsthaft in Zweifel gezogen.

Wissenschaftlich gesehen war der G-Punkt also gestorben. Zumindest bis zum Jahr 1980, als Alice Ladas, Beverly Whipple und John Perry eine an 131 Versuchspersonen durchgeführte Studie veröffentlichten, die das genaue Gegenteil behauptete:

- Es gibt einen Punkt im Innern der Vagina, der hochsensibel auf starken Druck reagiert. Er befindet sich an der vorderen Scheidenwand, etwa fünf Zentimeter vom Scheideneingang entfernt.
- Dieser Punkt konnte bei 100 Prozent von 400 untersuchten Frauen in einer zweiten Studie festgestellt werden.
- Wenn er richtig stimuliert wird, schwillt dieser Bereich an und führt bei vielen Frauen zum Orgasmus.
- Im Moment des Orgasmus tritt bei diesen Frauen eine Flüssigkeit aus der Harnröhre aus.
- Wenn der G-Punkt stimuliert wird, reagieren viele Frauen mit mehrfachen Orgasmen.
- Viele Frauen haben das Gefühl zu urinieren und fühlen sich von der Ejakulation peinlich berührt. Häufig werden sie vom Partner, der die Ejakulation ebenfalls missdeutet, verspottet. In der Folge verbergen viele Frauen diese Art des Orgasmus bzw. halten ihn zurück.[18]

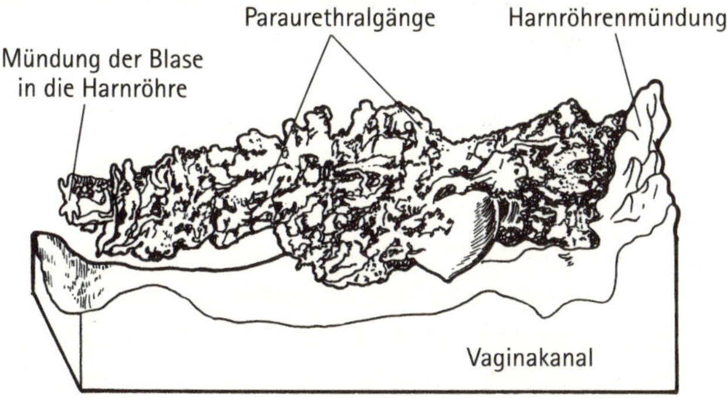

Paraurethraldrüsen[19]. Die etwa 2,8 Zentimeter lange Harnröhre einer erwachsenen Frau: Die nach einem Wachsabguss angefertigte Zeichnung zeigt die Paraurethralgänge und -drüsen, die mitunter auch »Periurethraldrüsen« genannt werden.

Es folgten mehrere wissenschaftliche Studien, die – teilweise stark ideologisch gefärbt und voreingenommen – auf sehr emotionale Weise in die Debatte um den G-Punkt eingriffen. Im Folgenden fassen wir die wichtigsten Ergebnisse in der Auseinandersetzung um dieses weibliche »Organ« zusammen.

1981 wurde die von den Frauen ejakulierte Flüssigkeit von Edwin Belzer und seinen Mitarbeitern untersucht. Sie nahmen während des Orgasmus Proben von sieben Frauen und fanden heraus, dass die Flüssigkeit keineswegs Urin war.[20]

1984 entdeckte John Perry durch Untersuchungen der Muskelspannung am so genannten PC-Muskel (Musculus pubococcygeus) und am Uterus, dass der durch den G-Punkt ausgelöste Orgasmus anders verläuft als der klitorale: stärker und tief greifender.[21]

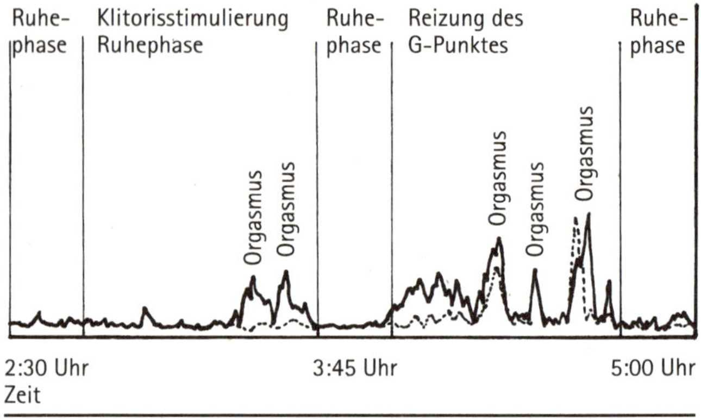

Elektromyogramm – EMG[22]: Die durchgehende Linie zeigt die Muskelspannung am PC-Muskel an. Die Elektroden saßen dabei am Eingang der Vagina. Die gepunktete Linie hingegen verdeutlicht die Muskelspannung im Uterus während der sexuellen Stimulierung. Bei der Stimulierung der Klitoris bemerken wir, dass der Uterus von den ausgelösten Orgasmen nur schwach beeinflusst wird. Wird hingegen der G-Punkt stimuliert, reagieren beide Muskeln mit starken Kontraktionen – der PC-Muskel und der Uterus. Der Ausschlag ist bei allen drei Orgasmen in etwa gleich groß.

1985 findet Heli Alzate heraus, dass von 27 Frauen 89 Prozent zum Orgasmus kommen, wenn man nur die Vaginalwände, also nicht die Klitoris, stimuliert. Er ist jedoch der Meinung, dass dieses Ergebnis noch nicht die Existenz eines G-Punktes als anatomische Struktur belegt.[23] Ein Jahr später allerdings bestätigt er, dass Frauen seiner Meinung nach eine berührungsempfindliche erogene Zone an der vorderen Vaginawand besitzen. Dieser Bereich nehme bei vielen Frauen die gesamte Scheidenwand ein.[24]

1987 illustriert Josephine Sevely mit Fotografien und

Wachsmodellen Form und Funktion der Paraurethraldrüsen, die sie für die weibliche Ejakulation verantwortlich macht.[25]

1990 analysieren Carol Darling und ihre Mitarbeiter Fragebögen von 1230 Frauen. Sie gewinnen daraus folgendes Datenmaterial: 40 Prozent der Frauen erleben eine Ejakulation während des Orgasmus. 66 Prozent geben an, ein Teil ihrer Scheidenwand sei besonders empfindlich, eine Stimulierung dieser Stelle ausgesprochen lustvoll. 72 Prozent der vorgenannten Frauen kommen dadurch sogar zum Orgasmus.[26]

1989 stellt der Soziologe Mark Winton fest, dass die Frage, wo der G-Punkt liegt und ob es eine weibliche Ejakulation gibt, zwar ein biologisches Faktum ist, dass dieses jedoch sozialen Zwängen unterliegt, da die Feststellung dieser Fakten mit der Kontrolle über die weibliche Sexualität zu tun hat. Die Macht, welche die weibliche Sexualität definiert, legt fest, was als »wahr« gilt, und steuert so den Sozialisierungsprozess und damit die Wirklichkeit.[27] Der These des Soziologen schlug aus den Reihen der Medizin massiver Widerstand entgegen.[28]

1994 weist Sabine zur Nieden durch eine Umfrage unter 309 Frauen nach, dass ein Drittel von ihnen zumindest einmal eine Ejakulation erlebt hat.[29]

1995 schreibt die Sexualwissenschaftlerin Ruth Westheimer in ihrem Bestseller *Sex für Dummies*, dass Millionen von Frauen mittlerweile nach dem G-Punkt suchen, aber bislang nichts gefunden hätten, was die Autorin von der Existenz dieser neuen erogenen Zone überzeugen könne.[30]

1997 stellt Gary Schubach in einer Reihe von Experimenten fest, dass der Großteil der weiblichen Ejakulationsflüssigkeit aus der Blase stammt und nur ein kleiner Teil von den Paraurethraldrüsen.[31]

1997 stellt Francisco Cabello Santamaria auf dem 13. Weltkongress für Sexualwissenschaften seine Forschungsergebnisse vor: 75 Prozent der Frauen ejakulierten beim Orgasmus Flüssigkeit, die ausschließlich aus den Paraurethraldrüsen stamme, auch wenn der Großteil der Frauen dies nicht einmal bemerke, weil die Flüssigkeit gewöhnlich in die Blase zurücklaufe.[32]

2001 meint Terence Hines, dass die Existenz des G-Punktes einen Komplex von Nervenenden in diesem Bereich voraussetze. Die Aussagen der Anatomie zu diesem Thema jedoch seien widersprüchlich und nicht überzeugend.[33]

2002 schließt der Sexualforscher Emmanuele Jannini seine Forschungsarbeiten an der Universität von Aquila mit folgendem Fazit ab: »Die Paraurethraldrüsen, die bei der Mehrzahl der untersuchten Frauen festgestellt werden konnten, sind anatomisch der männlichen Prostata gleichzusetzen. In ihnen findet sich eine überdurchschnittlich hohe Menge von 5-Phosphor-Diesterase, ein Enzym, das unabdingbar ist, damit die männliche Erregung sich einstellen kann«.[34] Als er in der italienischen Zeitschrift *L'Espresso* seiner Meinung Ausdruck verleiht, dass der G-Punkt für den vaginalen Orgasmus verantwortlich sei, erntet er prompten Widerspruch von seinen Forscherkollegen, die vor einer Aufteilung in »bessere« und »schlechtere« Orgasmen warnen.[35]

So hat sich in den letzten 20 Jahren zwischen Befürwortern und Kritikern des G-Punktes ein Patt eingestellt. In diesem Vakuum reagieren die meisten Wissenschaftler recht vorsichtig, wenn man sie zum G-Punkt befragt:

»Der G-Punkt ist nicht bei allen Frauen nachweisbar, doch wie viele es genau sind, lässt sich nicht mit Sicherheit sagen. Die Untersuchungen zu diesem Thema sind noch nicht abgeschlossen«.[36]

Die AIED jedenfalls (eine der Pro Familia vergleichbare Organisation für Familienberatung in Italien) nimmt auf ihrer Webseite wie folgt zu diesem Thema Stellung: »Die Meinungen über die Existenz des G-Punktes gehen weit auseinander, da auch die Wissenschaftler sich nicht einigen können. Im Zweifelsfalle empfehlen wir daher den Selbstversuch. Vergessen Sie jedoch nicht, dass gerade in der Sexualität die Psyche eine große Rolle spielt und es keineswegs genügt, einfach nur die richtigen ›erogenen Zonen‹ zu reizen.«[37]

Unserer Meinung nach spiegelt die Uneinigkeit der Wissenschaftler im Hinblick auf den G-Punkt keineswegs nur deren mehr oder weniger vorhandene Kompetenz wider. Vielmehr ist sie Ausdruck eines Faktums, das nicht direkt mit der Forschung selbst zu tun hat, sondern vielmehr mit der sozialen Dynamik bestimmter kultureller Strömungen. Es geht letztlich darum, ob wir eine so intime, private, ja kaum messbare Wirklichkeit erfassen, ja zulassen können. Wie jede Gesellschaft zu ganz bestimmten Zeiten bestimmte Drogen legalisiert (in unserem Fall sind dies Alkohol, Kaffee und Nikotin) und andere verbietet (Opiate, Hanfdrogen, Kokain, halluzinogene Stoffe), so sind ihr auch bestimmte Geisteszustände genehm, während sie andere an den Rand des gesellschaftlichen Bewusstseins verbannt. Sie fördert bestimmte Emotionen, während sie andere unnachsichtig mit dem Bannstrahl belegt.

Die Bewusstseinszustände und Emotionen, die mit der Stimulierung des G-Punktes einhergehen, entsprechen, wie wir in den folgenden Kapiteln sehen werden, nicht gerade den Werten, die unsere Gesellschaft in den letzten 20 Jahren vertrat. Wenn man sich außerdem die Ergebnisse der G-Punkt-Forschung der letzten 20 Jahre konzentriert zu Gemüte führt, kann man sich des Eindrucks nicht erwehren, dass eine ganze Generation von Forschern sich von den Grenzen ihres eigenen Denkens hat behindern lassen und blind immer denselben Gleisen folgt. Jeder von uns kennt diese Momente, in denen man unablässig über eine bestimmte Frage nachdenkt und sich pausenlos das Gehirn zermartert. In diesen Augenblicken ist der Verstand zwar sehr aktiv, kann aber die eingeschliffenen Denkbahnen nicht verlassen. Er ist nicht in der Lage, auf das laterale Denken umzuschalten, das auch andere Ebenen des Verstandes mit einbezieht, die uns den Gegenstand unseres Forschens auch einmal unter einem anderen Blickwinkel zeigen können. Leider erliegen viele Wissenschaftler diesem Zirkelschluss und werden zu Opfern ihrer eigenen Logik.

Nach den viel versprechenden Anfängen der G-Punkt-Forschung, die durchaus interdisziplinär verlief, konzentrierte sich die Wissenschaft verstärkt auf die Lokalisierung einer anatomischen Struktur, die der G-Punkt sein könnte. Man suchte nach Nervensträngen in diesem Bereich, weil man annahm, dass nur diese für die Empfindungen der Frauen verantwortlich sein können, ohne überhaupt in Betracht zu ziehen, dass die Erfahrung des G-Punktes vielleicht andere Ursachen haben könnte. Die G-Punkt-Forschung wurde ja auch hauptsächlich von Medizinern betrieben, die schon auf Grund ihrer Ausbildung mehr zu anatomischen Fragestellungen neigen. Die Berichte der betroffenen Frauen fallen dabei meist als »nicht zuverlässig« unter den Tisch, vor allem, wenn sie nicht in ein bestimmtes klinisches Bild passen. Die Psychologen hingegen haben in den letzten 20 Jahren nicht einmal das Wort ergriffen. Aber haben denn nicht die Untersuchungen zur mangelnden Orgasmusfähigkeit bei Frauen gezeigt, dass viele weibliche Wesen über voll ausgebildete und funktionsfähige Sexualorgane verfügen und aus psychischen Gründen trotzdem keinen Orgasmus erleben können? Und wenn nun beim G-Punkt ein ähnliches Problem vorliegt?

Unser Eindruck ist, dass viele Wissenschaftler sich angesichts der kontroversen Faktenlage dazu entschlossen haben, die weißen Flecken auf der Landkarte der weiblichen Sexualität lieber links liegen zu lassen. Schließlich könnte ja die Karriere darunter leiden. Es ist eine bekannte Tatsache, dass bereits erforschte Bereiche für künftige Wissenschaftler immer interessanter sind, weil man eine gewisse Grundlage hat, auf der man aufbauen kann. Die Bereiche, zu denen es noch »wenig Literatur gibt«, erschrecken den wissenschaftlichen Nachwuchs eher. Ganz abgesehen von den Schwierigkeiten beim Zugriff auf das »Forschungsobjekt« bzw. mit der praktischen Verwendbarkeit der Forschungsergebnisse. Ein ganz ähnliches Verhalten war lange Zeit in der Biologie zu beobachten. Da zogen die Gelehrten in die tropischen Länder, um dort die seltensten Tiere zu katalogisieren, während vieles der heimischen Fauna und Flora jahrzehntelang unerforscht blieb. Geschieht nicht dasselbe mit dem G-Punkt, der so nah liegt und doch so wenig wissenschaftliche Aufmerksamkeit findet?

Diese eher abstrakte Herangehensweise an das »Forschungsobjekt« spiegelt sich auch in den wissenschaftlichen Methoden wider, die im schlimmsten Sinne des Wortes »theoretisch« bleiben. Statt empirische Forschung zu betreiben, die eigene (warum nicht?) Erfahrung oder die anderer Menschen zu studieren, wenden sich die meisten Forscher der Sekundärliteratur zu und zitieren Zitate aus immer denselben Quellen. Damit ist es meist schon getan.

In einigen Fällen führte dies zu einer erheblichen Begriffsverwirrung, sodass nicht einmal ansatzweise klar wurde, wonach man Ausschau hielt: nach einer berührungsempfindlichen Zone, einem Punkt mit klar definiertem anatomischen Charakter, einer psychischen Reaktion, einem Orgasmus, der dem klitoralen ähnelte, einem Orgasmus, der sich vom klitoralen unterschied, einem physiologischen Prozess wie der Ejakulation, einem subjektiven Eindruck – oder einer Mischung aus alldem.

Diese babylonische Verwirrung schlägt sich natürlich im Methodenkanon nieder. Wir wissen mittlerweile, dass der weibliche Orgasmus lange Zeit unbekannt war, weil die Frauen einfach nicht ausreichend stimuliert wurden. Vom Standpunkt des Forschers aus betrachtet »existierte der weibliche Orgamus nicht«. Und ein nicht existierendes Faktum kann natürlich auch nicht zum Gegenstand wissenschaftlicher Untersuchungen werden. Ähnlich ergeht es heute dem G-Punkt: Er wird nicht ausreichend stimuliert, daher kennen ihn nur die wenigsten Frauen, woraus viele Forscher den Schluss ziehen, dass er nicht existiert. Was uns vor ein interessantes Problem stellt: »Um ihn zu finden, musst du ihn stimulieren. Um ihn aber zu stimulieren, musst du wissen, wo er ist«.[38] Dieses Phänomen erklärt, weshalb so viele Gynäkologen den G-Punkt nicht kennen: Während der Untersuchung wird die Patientin vom Gynäkologen ja nicht stimuliert, also treten die Schwellkörper nicht in Aktion, und der G-Punkt wird nicht wahrnehmbar. Andererseits sollte man bedenken, dass die Urologen ihre männlichen Patienten ja auch nicht stimulieren. Trotzdem würde keiner auf die Idee kommen, die Möglichkeit der männlichen Erektion zu leugnen. Weshalb also wird das sexuelle Potenzial der Frau mit einer anderen Elle gemessen?

Darüber hinaus ist bekannt, dass die Zeit in der weiblichen Sexualität eine große Rolle spielt. Die Zeit, in der eine Frau zum klitoralen Orgasmus kommt, ist von Frau zu Frau sehr verschieden. Dasselbe gilt für den G-Punkt: Es ist möglich, ihn innerhalb einer Minute zu entdecken, doch die Wahrscheinlichkeit steigt steil an, wenn man ihm etwa 20 Minuten Zeit gibt, sich zu zeigen. Deshalb hegen wir den Verdacht, dass in einigen Fällen die Stimulation einfach zu früh abgebrochen wurde, sodass es zu unbefriedigenden Ergebnissen für die Wissenschaft, vor allem aber für die Frauen kam.

Diese Überlegung, die auf den ersten Blick so simpel wirkt, wirft jedoch noch mehr Licht auf diesen unglaublichen wissenschaftlichen Misserfolg. Denn es ist schwer zu glauben, dass der »Kampf der Geschlechter«, der die letzten Jahrzehnte prägte, sich nicht auch – zumindest unbewusst – auf die Forscher männlichen und weiblichen Geschlechts ausgewirkt hat.

Denn zweifellos gibt es zumindest zwei Aspekte bei dieser neuen erogenen Zone, die auf bestimmte Männer abschreckend wirken können: Der G-Punkt ist mit dem

Finger leichter zu erreichen als mit dem Penis und erfordert eine ausgesprochen lange Stimulierung, sehr viel länger als das übliche »Vorspiel«, das einigen Männern schon zu viel ist.

Auf der anderen Seite hatten die Feministinnen sich gerade vom Gespenst des Freud'schen »vaginalen Orgasmus« befreit, der angeblich »reifer« sei als der klitorale. Nun konnten die Nachfahrinnen von Shere Hite[39] den klitoralen Orgasmus endlich unbeschwert genießen. Mit der Entdeckung und Stimulierung der Klitoris hatte frau endlich ihre sexuelle Autonomie erlangt, sie konnte masturbieren, solange sie Lust hatte. In weiblichen Augen war dies ein gewaltiger Schritt nach vorn. Der G-Punkt jedoch ist mit dem eigenen Finger schlecht zu erreichen. Um ihn zu stimulieren, ist die Frau wieder auf einen Partner angewiesen, wo sie sich doch eben aus ihrer sexuellen Abhängigkeit befreit hatte. Dies erklärt, weshalb lesbische Frauen sich viel stärker für den G-Punkt interessierten als heterosexuelle.

Und schließlich gibt es auch in der Wissenschaft Moden. Die wissenschaftliche Gemeinde ist sich meist recht einig darüber, was gerade in bzw. out ist. Und so kommt es zu Denkströmungen, die ihrerseits aus dem Zusammenspiel von Mehrheitsträgern und oppositionellen Bewegungen entstehen. Diese sind wiederum beide beeinflusst von den gesellschaftlichen Lobbygruppen, ob politischer, wirtschaftlicher oder religiöser Natur. Die Meinungsführer und die Massenmedien wiederum achten weniger darauf, ob eine Neuigkeit inhaltlich bedeutsam ist. Hier ist vielmehr der Aktualitätswert ausschlaggebend. Und wenn es nicht gerade um aufregende Entdeckungen oder bahnbrechende Neuerungen geht, gehen auch die interessanten Themen den Weg alles Irdischen: Sie tauchen immer weniger in den Medien auf, bis sie am Ende ganz von der Bildfläche verschwinden ... bis sie wieder modern werden und das Spiel von neuem beginnt.

Frauenforschung

In den 1980er und 1990er Jahren erreichte die G-Punkt-Forschung ihren Höhepunkt, doch inwischen sind wir in eine neue Periode des Stillschweigens eingetreten. Warum also haben wir beschlossen, gerade jetzt ein Buch zu diesem Thema zu schreiben? Unser Ausgangspunkt war ein Initiationsritus in einem der Tantrakurse, die unsere Lehrer Bali und Prabhato gaben, also jene Erfahrung, die Michaela am Anfang dieses Kapitels beschreibt. Es war ein Lichtblick, eine jener Erfahrungen, an die man sich sein Leben lang erinnert. Am Tag danach fragten wir uns immer noch ungläubig, was denn nur geschehen sei. Den dort eingeschlagenen Weg setzten wir zu Hause fort und entdeckten eine Flut von Empfindungen im Beckenbereich, die weit über die sexuelle Erfahrung hinausgingen.

Doch in den zahlreichen wissenschaftlichen Büchern zum G-Punkt fand sich nicht der Hauch eines Hinweises auf diese außergewöhnlichen intimen Erfahrungen. Eine gewaltige Lücke tat sich vor uns auf, ein Abgrund zwischen der wissenschaftlichen und der mystischen Erfahrung, über den es eine Brücke zu bauen galt. Jemand musste unserer Ansicht nach die tiefe Erfahrung, die mit dem G-Punkt verbunden ist, so beschreiben, dass sie von allen verstanden werden konnte, und dabei besonders auf die weibliche Dimension eingehen. Daher konzentrierten wir uns zunächst auf tantrische Texte. Denn das Tantra hat seine Wurzeln in matriarchalen Kulturen, deren Erkenntniswege besser auf die weibliche Psyche abgestimmt sind, weil sie von Frauen ersonnen wurden, von »Lehrerinnen und Gurus, von den spirituellen Müttern der Männer, die als Gründer der Bewegung des Tantrayana gefeiert wurden«.[40]

In diesem Buch haben wir uns die größtmögliche Mühe gegeben, diese jahrtausendealten Prinzipien in die Sprache der modernen Wissenschaft zu übersetzen. Wir sind uns dabei durchaus bewusst, dass wir in dem Versuch, eine Brücke zwischen zwei so unterschiedlichen Welten zu schlagen, so manche Kostbarkeit des einen bzw. anderen Kosmos nicht mit aufnehmen konnten.

Was die tantrische Tradition angeht, so beruhen unsere Ausführungen auf dem, was wir von unseren Lehrern Bali und Prabhato gelernt haben. Deren Wissen wiederum geht auf die Pionierin des westlichen Tantra, Margo Anand, zurück. Wenn uns hier überhaupt ein gewisses Verdienst zukommt, dann das, das Thema vertieft, zusätzliche Daten gesammelt und diese geordnet zu haben.

Als wir beschlossen, dieses Buch zu schreiben, haben wir uns zwei konkrete Ziele gesetzt.

1. Zum einen wollten wir der Leserin eine Handhabe bieten, den G-Punkt nicht nur zu finden, sondern sich auch im Gewirr der Empfindungen und Gefühle zurechtzufinden, die mit seiner Entdeckung gewöhnlich verbunden sind. Denn tatsächlich würden wenige Zeilen

genügen, um die anatomische Seite darzustellen, doch um wirklich mit Körper und Seele von der Entdeckung des G-Punktes zu profitieren, ist es sinnvoller, sich auf dieser Reise zu sich selbst einer Führung anzuvertrauen.

2. Zum anderen wollten wir der wissenschaftlichen Welt (der wir uns durchaus verbunden fühlen) einen anderen, neuen Zugang zu diesem Thema aufzeigen, einen Ausgangspunkt für künftige Forschungsarbeiten, welche die subjektiv gelebte Erfahrung von Frauen mit einbeziehen. Wir haben zu diesem Zweck 180 Frauen während der Stimulierung beobachtet und einen Teil hinterher befragt. Dies wäre letztlich auch für die Wissenschaft ein gangbarer Weg.

Ausgehend von diesen beiden Prämissen haben wir bei unserer Arbeit zunächst einmal bewusst alles außer Acht gelassen, was man zum G-Punkt geschrieben hat bzw. zu wissen glaubte. Wir wollten mit der Unschuld des Kindes an unser Thema herangehen: wie ein Kind, das jede Entdeckung zunächst einmal bestaunt und das Entdeckte erst im zweiten Schritt rational erfassen möchte.

Wissenschaftlich betrachtet, haben wir den G-Punkt behandelt wie die berühmte *black box*, bei der einem bestimmten beobachtbaren und reproduzierbaren Input ein ebenso beobachtbarer Output gegenüber steht. Der Input wäre in diesem Fall die Stimulierung des G-Punktes, der Output die Reaktion der Frau. Die Frage, ob die erogene Wirkung des G-Punktes von dort verlaufenden Nervenenden abhängt, von einem Energiepunkt, wie die Akupunktur ihn kennt, oder von der Sekretion bestimmter Drüsen, haben wir bewusst außen vor gelassen. Wir interessieren uns nicht für die Ursache, sondern für die Wirkung, für das Phänomen als solches. Der erste Schluss, den wir aus unseren Beobachtungen zogen, war nämlich jener, dass diese weibliche Erfahrung so individuell und facettenreich ist wie nur vorstellbar.

Um dieser ungeheuren Vielschichtigkeit gerecht zu werden, haben wir den umgekehrten Weg eingeschlagen als jenen, den die Wissenschaft gewöhnlich beschreitet. Bei solchen Untersuchungen werden normalerweise zahlreiche Fragebogen ausgeteilt und ausgewertet. Um die Resultate der Massenbefragung zu untermauern, werden in einem zweiten Schritt an wenigen Freiwilligen, meist Klinikangestellten oder Medizinstudenten, direkte Beobachtungen vorgenommen. Wir hingegen haben die 180 Frauen, auf die sich unsere Untersuchung stützt, direkt und aus der Nähe beobachtet, während sie von ihrem Partner am G-Punkt stimuliert wurden. Nach der Veröffentlichung unseres ersten Buches *Tantra – Bewusstseinsentwicklung und sexuelle Ekstase* haben wir unsere Nachforschungen fortgeführt und an 65 Frauen, die bereits an der Untersuchung teilgenommen hatten, einen Fragebogen ausgeteilt, auf dem sie ihre persönliche Erfahrung detailliert beschreiben sollten. Dieses Material haben wir statistisch ausgewertet und in unsere Arbeit mit einbezogen. Die genauen Ergebnisse finden Sie im Anhang am Ende des Buches.

Zu den guten Nachrichten, die wir aus unserer Arbeit gewonnen haben, gehört die Tatsache, dass alle Frauen, die den Fragebogen ausgefüllt haben, den G-Punkt gefunden haben und in der Lage waren, unmissverständlich zu beschreiben, wie er sich von anderen Zonen innerhalb der Vagina unterscheidet (Frage 8). Keine der

Frauen berichtet von ähnlichen Empfindungen an anderen Bereichen der vorderen Scheidenwand. Aus der direkten Beobachtung konnten wir wiederum erkennen, dass alle Frauen den G-Punkt exakt lokalisieren konnten, auch wenn es sich dabei manchmal um Millimeter handelte.

8.e *Unterscheiden sich die Empfindungen am G-Punkt von denen der angrenzenden Vaginabereiche?*

Ja	59
Nein	0
Keine Antwort	6
Gesamt	*65*

8.f *Wenn ja, in welcher Form?*

Weit reichendere, tiefer gehende, intensivere, leidenschaftlichere Empfindungen	13
Besser lokalisierbare, klarere Empfindungen	12
Gefühl, pinkeln zu müssen; elektrische Entladungen, Stiche, Brennen, Schmerzen	11
Mehr Lust, mehr Erotik, mehr Vergnügen, mehr Ekstase	9
Stärkere Erregung	8
Die Empfindungen dehnen sich auf den ganzen Körper aus	7
Die Lust geht an die Grenze des Unerträglichen	6
Die Lust ist ausgedehnter, tiefer	3
Erhöhte Empfindsamkeit, teilweise unangenehm	2
Feine Vibration	1

Wie wir deutlich sehen, sorgt der G-Punkt für ein »Mehr« an Klarheit, Intensität, Erregung, Tiefe, Körpererfahrung und Lust. Doch er kann auch unangenehme Empfindungen hervorrufen wie Druck, Brennen, Schmerzen oder elektrische Entladungen. Auf diesen Aspekt werden wir in Kapitel 3 näher eingehen.

***

Bestärkt von unseren Entdeckungen, haben wir einen radikalen Entschluss gefasst. Sowohl beim Tantra als auch in der Sexualberatung allgemein legen wir in erster Linie Wert auf die praktische Verwertbarkeit: Wir wollen wissen, ob und unter welchen Umständen eine bestimmte Methode funktioniert. Die theoretische Seite kommt erst an zweiter Stelle. Diesen phänomenologischen Ansatz haben wir auch für unsere Untersuchung zum G-Punkt gewählt.

Das Endziel des tantrischen Weges ist die Erkenntnis, dass »alles eins ist« (Nicht-Dualität). Dies bedeutet, dass wir dem Geist die Interpretationshoheit über den Körper nehmen, die ihm im westlichen Denken automatisch eingeräumt wird. Tatsächlich entzieht der G-Punkt sich jeder linear-intellektuellen Herangehensweise. Systematische Denkmodelle sind hier zum Scheitern verurteilt. Gerade das macht ihn ja so interessant. Tatsächlich gehört er in eine Dimension, deren Eckpunkte man vielleicht so beschreiben könnte: »Körper – Gefühle – Körper – Bewusstseinszustand – Körper«. Um diese Dimension verstehen zu können, ist es nötig, die rationale Logik mit ihrem zwingenden Bedürfnis, alles zu katalogisieren, weitgehend hinter sich zu lassen. Wir sind uns darüber im Klaren, dass eine solche Forderung auf viele Menschen provokativ wirkt, doch letztlich geht es eben genau darum: Es ist wichtig, reinen Tisch zu machen, jene falschen Sicherheiten und Vorurteile aufzugeben, die bislang die Forschung bestimmt haben, und Geist und Körper einer Erfahrung zu öffnen, die erhellend und voller Überraschungen, letztlich also ganzheitlich ist.

Sind Sie nun bereit für die Reise?

2

Wie man den G-Punkt entdeckt – ein Initiationsritus besonderer Art

Wie wir bereits im vorangehenden Kapitel gesehen haben, besitzt jede Frau den G-Punkt. Sie muss ihn nur finden. Aber wie? Zu diesem Thema kommen wir gleich, doch zunächst möchten wir einige Frauen zu Wort kommen lassen, die den Punkt bereits erlebt haben.

Graziella
Ich hatte schon immer Schwierigkeiten, die Kontrolle aus der Hand zu geben, doch während der Massage des G-Punktes konnte ich mich so vollkommen gehen lassen, dass ich das Gefühl hatte, in einen durch und durch leeren Raum zu stürzen. Ich musste die Hand meines Partners ganz fest halten, um den Kontakt mit ihm nicht zu verlieren. Diese Erfahrung hat all meine Barrieren hinweggefegt und meine Sexualität vollkommen verändert. Der Orgasmus ist jetzt viel entspannender als früher, viel offener. Früher konnte ich nur zum Höhepunkt kommen, wenn ich die Beine und den ganzen Körper extrem anspannte. Jetzt ist schon der Sex selbst entspannt, nicht nur die Zeit danach. Ich kann mich richtig öffnen, während er mich auf Touren bringt, kann mich vollkommen fallen lassen.

Mirella
Anfangs kämpfte ich mit allerlei Sorgen und Ängsten. Der Sex hat mir zwar Spaß gemacht, doch irgendwie hat mir dabei immer etwas gefehlt, so als gäbe es da in meinem Körper einen noch unentdeckten Bereich. Mit dieser Massage habe ich aber den Heiligen Punkt gefunden, der mir unendliche Lust bereitet, eine Lust, die viel intensiver und ganz anders ist als die Erregung, die ich vorher kannte. Meine Sexualität ist viel facettenreicher geworden. Ich habe mehr Vertrauen in meinen Körper und mehr Macht über mich selbst. Ich bin zufrieden, mehr noch: Diese Entdeckung hat mich so begeistert, dass ich sie sofort allen meinen Freundinnen weitererzählen werde.

Olivia
Als ich nach der G-Punkt-Massage den Raum verließ, ging ich wie auf Wolken, so gut ging es mir. Die Erregung war nicht nur stärker, sie war auch ganz anders. Ich fühlte mich wie ein umgedrehter Handschuh. Das Innerste war nach außen gekehrt und umgekehrt. Was früher klar schien, war jetzt verwirrend. Was ich vorher nicht begriffen hatte, war nun vollkommen logisch. Die Welt schien Kopf zu stehen. Alles, auch die einfachsten Dinge wie ein kleiner Spaziergang, war plötzlich anders: Nicht ich setzte einen Fuß vor den anderen, sondern der Raum öffnete sich vor mir und lud mich ein, ihn zu erkunden. Dann schloss er sich hinter mir und hüllte mich ein.

In fünf Schritten den G-Punkt finden

Wir laden Sie ein, Schritt für Schritt die folgende Massage auszuführen, die auch als Ritual betrachtet werden kann. Dies ist eine bewährte Methode, um den G-Punkt zum Leben zu erwecken. Es ist zwar bei weitem nicht die einzige, trotzdem ist es für den ersten Kontakt ratsam, systematisch vorzugehen. Wenn Sie erst mit der Massage vertraut sind, können Sie den Ablauf nach Belieben verändern. Wenn Sie einmal mit Hilfe dieser Methode den G-Punkt erkundet haben, sind Sie mit den damit verbundenen Empfindungen ausreichend vertraut. Sie werden ihn auch bei der Masturbation ohne Probleme wieder finden und in der Begegnung mit dem Partner die Emotionen erkennen, die aufsteigen, wenn der G-Punkt stimuliert wird.

Zuerst werden wir erläutern, wie sich der G-Punkt mit Hilfe eines Partners entdecken lässt. Danach folgen Tipps, wie Sie ihn allein erforschen können.

Bevor Sie anfangen, noch ein Hinweis: Die fünf Schritte nacheinander auszuführen bedeutet nicht, dass dies mechanisch zu geschehen hat. Ganz im Gegenteil: Machen Sie die einzelnen Schritte gefühlvoll, leidenschaftlich, lustvoll, kompliziert. Lassen Sie kommen, was kommt. Wichtig ist nur, dass Sie im Rhythmus bleiben, ohne eine der Stufen zu überspringen.

Während eines Tantrakurses dauert diese Massage mehr als vier Stunden. Dabei trägt auch die Umgebung zu ihrem Gelingen bei. Die Teilnehmer werden Schritt für Schritt angeleitet. Die Atmosphäre in der Gruppe, die durch tagelange Übung gestiegene Bereitschaft, sich mit der eigenen Sexualität auseinander zu setzen, all die besonderen Umstände eines solchen Kurses helfen den Einzelnen, die Schwierigkeiten des »ersten Mals« zu überwinden. Wenn Sie die Übung zu Hause mit Ihrem Partner (bzw. Ihrer Partnerin, wenn Sie in einer lesbischen Beziehung leben) machen, ist ein Zeitrahmen von ein bis zwei Stunden vollkommen ausreichend.

1. *Vorbereitung auf die Reise* Der Mann bereitet die Umgebung vor. Er bringt zum Beispiel die Kinder zur Oma, stellt die Heizung im Schlafzimmer an, schaltet den Anrufbeantworter ein und tut alles, damit er sich zwei Stunden lang ungestört seiner Partnerin widmen kann. Auch die für die Massage nötigen Utensilien stellt er bereit: Öl oder Gleitgel. Wenn beide Partner etwas nervös sind, können sie sich vorher ein wenig bewegen, z.B. ein paar Stretching-Übungen machen oder tanzen. Sie sollten mit Ihrem Körper in Kontakt kommen und dann das Ritual mit einer wechselseitigen Begrüßung eröffnen. Gleich zu Beginn tauschen Sie Ihre Ängste, Erwartungen, Sorgen und Gedanken aus, welche die bevorstehende Erfahrung in Ihnen erweckt. Dann massiert der Mann die Frau zur Entspannung. Schließlich legt die Frau sich auf den Rücken, und der Mann setzt sich zwischen ihre Beine.

2. *Klopfet an ...* In dieser Phase nähert der Mann sich allmählich an. Er unterstützt die Frau dabei, ihre Aufmerksamkeit auf die Genitalregion zu richten und diese zu entspannen. Er streichelt und massiert sanft den Unterbauch, die Leisten und den Damm. Dann verteilt er Öl auf den Genitalien und beschäftigt sich zuerst mit den äußeren, dann mit den inneren Schamlippen. Während der Massage verteilt er immer wieder mit der anderen Hand die aufkeimende Energie über den gesamten Körper.

3. *... so wird euch aufgetan* Der Mann legt einen Finger in den Eingang der Vagina und dringt sanft mit dem ersten Fingerglied ein, wenn sie sich öffnet. Dabei massiert er sanft in jeder Richtung die seitlichen Vaginalwände. Stellen Sie sich dabei vor, dass die Klitoris auf einem imaginären Zifferblatt an der Position »zwölf Uhr« steht, der Anus sich am Sechs-Uhr-Punkt befindet. Dann dringt der Mann auch mit dem zweiten Fingerglied ein. Er massiert wieder rundherum, dieses Mal aber tiefer. Am Ende führt er den ganzen Finger ein. Sanfter Druck hilft der Vagina, sich zu entspannen. Lassen Sie dabei für den Moment den Zwölf-Uhr-Punkt außer Acht.

4. *Den Schleier wegziehen* Nun lässt der Mann seinen Finger zur Position »zwölf Uhr« wandern, wo er mit Hilfe der Frau den G-Punkt suchen kann. Anfangs übt er nur leichten Druck aus. Dann lässt er den Druck einige Minuten lang kontinuierlich ansteigen. Am Ende wechselt er ab: kontinuierlicher oder rhythmischer Druck auf den G-Punkt bzw. Vibrationsmassage.

5. *Die unverschleierte Weiblichkeit* Nachdem der Mann also längere Zeit den G-Punkt stimuliert hat, zieht er den Finger langsam zurück und überlässt die Frau ihren Empfindungen. Am Ende verabschieden sich beide Partner mit einem zeremoniellen Gruß, der den heiligen Raum des Rituals abschließt.

Wie Sie wohl bemerkt haben, ist die Methode keineswegs kompliziert. Was sie zu einer echten Herausforderung macht, ist nicht die technische Seite, sondern

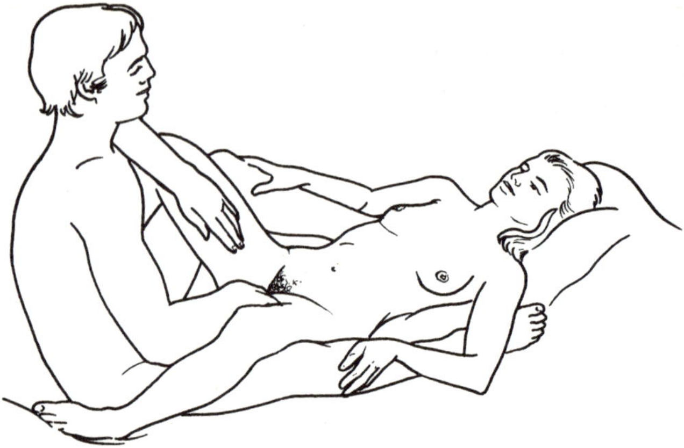

Der Mann sitzt zwischen den Beinen der Frau.

vielmehr die Empfindungen und Emotionen, die diese Massage auslöst. Wie bei Christoph Kolumbus besteht die Schwierigkeit nicht darin, sich für die Reise nach Westen zu entscheiden und dann das Ruder auf Kurs zu halten. Nein, es geht um den Mut, die Reise ins Unbekannte anzutreten. Auch unsere Reise zwingt uns, Neuland zu betreten, unbekannte Territorien unserer sexuellen Welt zu erschließen. Wir stoßen auf merkwürdige Empfindungen und erschütternde Gefühle, die uns erstaunen und verwirren. Am Ende aber steht eine klare Erkenntnis des eigenen Selbst.

Wie wir aus den Antworten auf Frage Nr. 7 des Fragebogens ersehen, berichten die Frauen nicht nur über Erregung und Lust, sondern auch von vielen anderen Erfahrungen. Das Neue am G-Punkt ist also weniger die Entdeckung einer neuen erogenen Zone als die Tatsache, dass von diesem Punkt so unterschiedliche Empfin-

7	*Welche neuen Erfahrungen haben Sie bei der Stimulierung des G-Punktes gemacht?*	
	Ich habe ihn exakt bestimmen können	20
	Eine Vielfalt unterschiedlicher Empfindungen	8
	Alles war neu. Es war das erste Mal	7
	Einen tiefinneren Raum voller Erregung	6
	Ängste, Spannungen und Schmerzen	5
	Den G-Punkt ohne Penetration zu erleben	5
	Tiefe Entspannung	5
	Ein hoher Grad an Entspannung und Sensibilität in der Vagina	4
	Intimität und vollkommene Hingabe	3
	Mehr Bewusstheit	3
	Dass eine so lange Zeit nur mir gewidmet war	2
	Orgasmus und Reflexe im ganzen Körper gespürt zu haben	2

dungen ausgehen. Einige Frauen haben diese Erlebnisse für uns genauer beschrieben.

Elena

Meine Lust fühlt sich anders an als beim üblichen Orgasmus. Feiner und gleichzeitig voller, weil er sich nicht nur auf die Geschlechtsorgane beschränkt, sondern auch im Unterbauch widerhallt. Die Lust reißt nicht ab, während ich gestreichelt werde. Manchmal habe ich sekundenlang das Gefühl, jetzt gleich das Bewusstsein zu verlieren. Meine Vagina ist viel feuchter als sonst. Die Empfindungen, die durch den dauerhaften Druck entstehen, unterscheiden sich stark von jenen, die ich bei der Penetration verspüre.

Rosanna
Für mich war neu, dass ich das Unerträgliche ertragen konnte. Die unglaubliche Vielfalt der Erfahrungen und die Schnelligkeit, mit der sie aufeinander folgten, auch das Nichtstun. Diese fantastische Reise, die Emotionen, die so unterschiedlichen Seelenzustände, die Unendlichkeit, die mit einem Mal fassbar geworden war. Und dass ich flüssig zu werden schien wie Wasser. Dass die Lust sich über den ganzen Körper ausbreitete. Ich genoss die Zeit, diese unendlich lange Zeit, die nur mir gewidmet war!

Eva
Während der Massage kam ich mir vor, als tauchte ich in einen langen schwarzen Tunnel ein, ohne je am anderen Ende anzukommen. Dann entdeckte ich meine innere Stille, meinen innersten, intimsten Raum.

Die fünf Schritte zur Entdeckung des G-Punktes sind zwar einfach, bergen aber trotzdem eine Reihe von möglichen Schwierigkeiten. Doch sie sind auch reich an überrraschenden Entdeckungen. Aus diesem Grund beschreiben wir nun die einzelnen Phasen genauer und geben Tipps, wie man Hindernisse auf dem Weg überwinden kann.

1. Vorbereitung auf die Reise

Wenn Sie sich als Frau auf die Suche nach dem G-Punkt machen, ist es vor allem wichtig, dass Sie bereit sind, etwas über sich selbst und Ihre Sexualität herauszufinden. Wenn Sie diese Reise nach innen nur unternehmen, um dem Partner einen Gefallen zu tun, ist dies als Motivation nicht ausreichend. Möchte Ihr Partner, dass Sie sie unternehmen, dann können Sie dieses Angebot als Geschenk betrachten. Doch letztlich müssen Sie selbst entscheiden, ob Sie es annehmen wollen oder nicht.

Versuchen Sie, sich bereits vor der Massage über die Gefühle, Gedanken und Erwartungen klar zu werden, die in Ihrem Kopf herumspuken. Einige Beispiele: »Ob ich das wirklich genießen werde?« Oder: »Wenn ich keinen Superorgasmus bekomme, wird mein Mann sicher enttäuscht sein.« Und: »Hoffentlich macht er es wenigstens dieses Mal richtig. Normalerweise ist er so ungeschickt, wenn er mich anfasst.«

Wenn Sie sich von diesem mentalen Gepäck, das sich auf Ihre Erfahrung sicher nicht förderlich auswirken wird, befreien wollen, sollten Sie alle Gedanken, die Ihnen durch den Kopf gehen, niederschreiben. Befreien Sie sich mit Hilfe des Kugelschreibers! Sobald alles auf dem Papier steht, müssen Sie nicht mehr darüber nachdenken.

Eine schöne Art, sich auf das Erlebnis vorzubereiten, ist die liebevolle Fürsorge für den eigenen Körper. Wie wäre es mit einem schönen Spaziergang in einer Umgebung, die Ihnen gefällt? Ein heißes Bad, nach dem Sie sich mit Ihrer Lieblings-Bodylotion eincremen. Danach ein Hauch Parfüm ... In jedem Fall raten wir Ihnen dazu, vor der Massage die Blase zu entleeren, auch wenn Sie eigentlich nicht müssen. Und stopfen Sie sich möglichst nicht mit Essen voll.

Der Mann hingegen kümmert sich um die praktischen Dinge: Sorgen Sie dafür, dass es im benutzten Raum warm ist. Richten Sie das Bett einladend her. Besorgen

Sie ein paar Extra-Kissen zur Stütze. Stellen Sie alle Utensilien, die Sie brauchen, griffbereit hin, sodass Sie während der Massage nicht mehr aufstehen müssen: ein natürliches, unparfümiertes Öl (Weizenkeim-, Mandel- oder Olivenöl), Vaginalgel, Papiertaschentücher, ein Handtuch, Wasser zum Trinken. Die Fingernägel werden geschnitten und gefeilt. Achten Sie besonders auf die Finger, die die Vagina stimulieren sollen. Auch Sie sollten sich während der Vorbereitungen ein wenig mit Ihrer inneren Stimme beschäftigen. Konzentrieren Sie sich auf Ihr Innenleben. Folgen Sie Ihrem Atem, und erforschen Sie Ihre Erwartungen als Mann.

Wenn alles bereit ist, sollten Sie sich gegenseitig mit einem zeremoniellen Gruß willkommen heißen. So erhält das Ritual einen Anfangspunkt. Von diesem Augenblick an sollte jeder von Ihnen sich auf sich selbst konzentrieren. Sprechen Sie nicht mehr als nötig ist, um die wichtigsten Informationen zu geben. Vermeiden Sie lange Unterhaltungen. Dafür haben Sie nach der Massage immer noch Zeit.

Nun legt die Frau sich rücklings auf das bereitete Lager. Der Mann sitzt neben ihr. Atmen Sie beide tief ein und aus, um sich einen klaren Eindruck von Ihren körperlichen Empfindungen zu verschaffen. Folgen Sie ganz bewusst Ihrem Atem. Diese bewusste Atmung hilft der Frau, sich ihrer Körpererfahrung zu öffnen, sodass sie auch die leisesten Empfindungen wahrnimmt. Der Mann bleibt dadurch achtsam und präsent, ohne zu ermüden und die Bewegungen mechanisch werden zu lassen. Auch der Mann achtet in jedem Augenblick seines Tuns auf sein Erleben.

Zu Beginn steht eine Entspannungsmassage, die etwa

10 bis 15 Minuten dauern sollte. Der Mann bemüht sich, die Spannungen im Hals-, Nacken- und Schulterbereich seiner Partnerin zu lösen. Dasselbe gilt für andere Regionen ihres Körpers, an denen er harte Stellen wahrnimmt. Nach dieser Massage setzt der Mann sich zwischen die Beine der Frau. Legen Sie die Beine der Frau über Ihre Beine, egal, ob Sie auf den Fersen sitzen oder die Beine ausgestreckt haben. Auf diese Weise stellen Sie einen konstanten Kontakt zu Ihrer Partnerin her und bieten Ihr gleichzeitig eine zuverlässige Stütze, sodass sie sich in ihre eigenen Empfindungen fallen lassen kann. Achten Sie darauf, während der gesamten Massage bequem zu sitzen und sich hin und wieder leicht zu bewegen, um selbst Spannungen zu vermeiden. Wenn Sie müde werden, atmen Sie tief ein und aus.

2. Klopfet an ...

Wenn Sie sich nun dem Intimbereich nähern, denken Sie daran, dass jeder Übergang ein wenig Zeit braucht. Wenn Sie zu schnell vorgehen, wird sie das vermutlich erregen, doch sie wird sich dabei nicht entspannen können. Und genau das ist wichtig, wenn Sie ihr wirklich neue Entdeckungen ermöglichen wollen. Viele Frauen wissen nicht einmal, wie es sich anfühlt, wenn man sich in den Genitalien entspannt. Sie erleben jede erotische Erfahrung als enorme Erregung mit starker Anspannung. Eine entspannende Massage ist ihnen neu, weil sie daran gewöhnt sind, am Geschlecht nur dann berührt zu werden, wenn es um Erregung geht. Je mehr Zeit Sie jeder Berührung, jedem einzelnen Druck mit dem Finger widmen, desto mehr gewöhnt sich die Vagina an Ihre Berührung. Sie werden fühlen, wie der Körper der Frau sich unter Ihren Fingern allmählich vertrauensvoll öffnet.

Nun massieren Sie etwa eine halbe Stunde lang die Vulva Ihrer Partnerin, und zwar in der in der Zeichnung angegebenen Reihenfolge. Jede Stelle wird etwa fünf Minuten lang massiert. Ihre Partnerin wird Ihnen sagen, wenn irgendeine Bewegung sie irritiert oder gar schmerzt, ohne sich groß in lange Sätze zu verlieren. Sinnvoll sind hier kurze, effektive Anweisungen wie etwa: »Langsamer.« Oder: »Stärker.« Kritik ist absolut tabu. Noch besser als die kurzen Worte sind Rückmeldungen in Form von Seufzern oder anderen Lauten, da diese direkt die Sprache des Körpers ausdrücken, ohne durch den Filter des Verstandes zu gehen. Sie sind also wesentlich unmittelbarer als jede andere Form der Kommunikation.

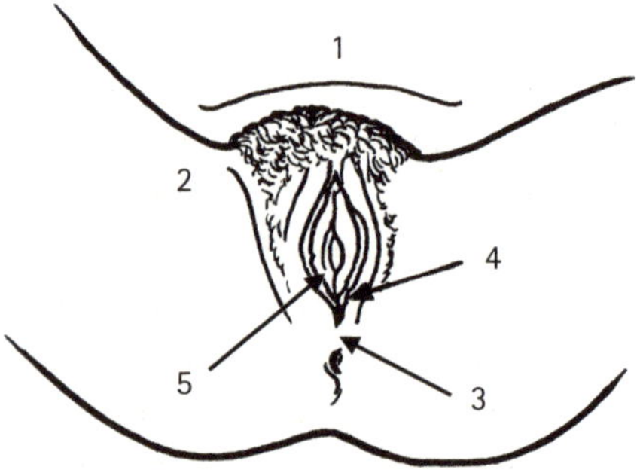

Die Vulva

1 – Der Mann massiert mit den Fingerspitzen sanft das Schambein ein wenig oberhalb des Pelzdreiecks. Zuerst üben Sie leichten Druck von oben nach unten aus, wodurch sich die Muskulatur des Unterbauches lockert. Sie werden es spüren, wenn Sie tiefer gehen können. Drücken Sie immer dann, wenn Ihre Partnerin ausatmet, nach unten. Atmet sie hingegen ein, lassen Sie Ihre Finger von der Bauchdecke nach oben drücken. Sie folgen also dem Rhythmus ihres Atems.

2 – Nach etwa fünf Minuten lassen Sie Ihre Finger in den Bereich zwischen Oberschenkel und Gesäßmuskel wandern. Beginnen Sie mit der rechten Seite und drücken Sie mit dem Daumen und den Spitzen von zwei bzw. drei Fingern nach unten. Bleiben Sie dabei unterhalb der zentralen Sehne auf der Schenkelinnenseite; oberhalb ist die Leiste sehr empfindlich. Der Druck wird nicht auf Gelenke oder Weichteile ausgeübt. Er zielt konkret auf die Muskeln ab, die sich unter Ihrer Berührung entspannen werden. Normalerweise verhilft der konstante Druck Ihrer Hand der Frau dazu, dass sie ihre Aufmerksamkeit ganz auf das Becken richtet. Dies führt zu einem Gefühl der Entspannung, das sich mehr und mehr ausbreitet. Daher sollten Sie sehr langsam vorgehen, wenn Ihre Finger Druck ausüben. Spüren Sie genau nach, wie weit Sie gehen können. Halten Sie diesen Druck dann eine Weile aufrecht, und lassen Sie dann wieder los. Stimmen Sie diese Bewegungen möglichst mit Ihrem Atem ab, so bleiben Sie selbst im Körper verankert und sind Ihrer Partnerin gegenüber sensibler. Danach machen Sie dieselben Bewegungen auf der linken Seite.

3 – Schließlich machen Sie am Damm weiter. Das ist die Gruppe von Muskeln zwischen Scheidenausgang und Anus. Da es sich dabei um recht kräftige Muskeln handelt, können Sie dort mit einem oder beiden Daumen arbeiten. Auch mit den Fingerknöcheln oder der Faust können Sie dort ohne Bedenken Druck ausüben. Der Druck sollte deutlich fühlbar und für die Frau angenehm sein. Probieren Sie die beste Methode aus. Wenn der Damm sich allmählich entspannt, werden Sie fühlen, dass Sie noch ein bisschen stärker drücken können. Seien Sie dabei so langsam wie möglich. Achten Sie darauf, ob der Atem Ihrer Partnerin tiefer wird, was Entspannung signalisiert. Am Damm können Sie auch gut ausprobieren, welchen Unterschied es macht, wenn Sie einfach nur mit Muskeldruck arbeiten bzw. wenn Sie dem Rhythmus Ihres Atems folgen: Stellen Sie sich vor, dass Ihr Atem und nicht Ihre Hand den Druck erzeugt. Sie werden den Unterschied spüren.

4 – Nun nehmen Sie ein wenig Öl. Wärmen Sie es in der Hand an und lassen Sie es dann auf den Venushügel Ihrer Partnerin rinnen. Dann verteilen Sie es liebevoll auf den äußeren Schamlippen und der Leiste. Wenn Sie unser Buch *Tantra – Bewusstseinsentwicklung und sexuelle Ekstase* gelesen haben, kennen Sie die Typologie der Vulva, wie sie sich im indianischen System des Quodoushka niederschlägt: die Wolfsfrau, die Hirschfrau, die Schaffrau, die Büffelfrau und die Tanzende Frau. Diese Massage ist die ideale Gelegenheit, um die körperlichen Charakteristika Ihrer Partnerin zu entdecken und daraus Informationen über ihre sexuellen Reaktionen abzuleiten.

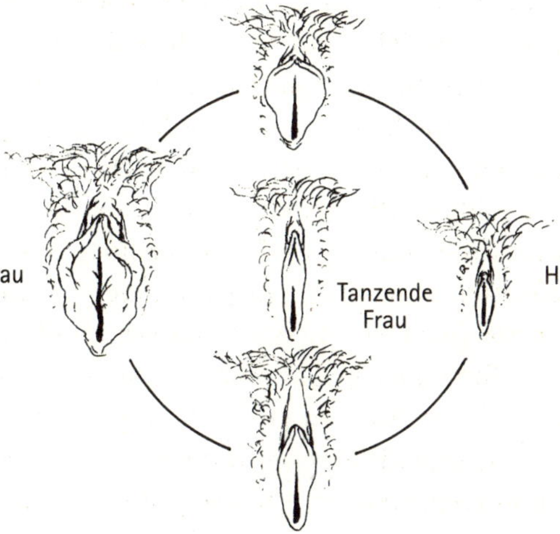

Nehmen Sie die äußeren Schamlippen zärtlich zwischen die Finger, ziehen Sie sanft daran. Massieren und streicheln Sie sie, ohne die Klitoris zu berühren. Streichen Sie sie Zentimeter für Zentimeter nach oben und unten aus. Auch diese erholsame Massage soll die Frau nicht erregen.

5 – Dann nehmen Sie erneut Öl zu Hilfe und dringen weiter in die weibliche Blüte ein, indem Sie sich nun den inneren Schamlippen zuwenden. Diese sind von zart rosiger Farbe und viel empfindlicher als die äußeren. Auch sie können gestreichelt und massiert werden, auch wenn Sie dabei viel zarter vorgehen müssen als bei den äußeren. Stellen Sie sich vor, Sie würden die zarten Blütenblätter einer Rose zwischen den Fingerspitzen halten. Sie können die großen Schamlippen auch so gegeneinander drücken, dass dabei die kleinen hervorgepresst werden. Die Vulva der Frau zieht also einen »Flunsch«, wie Ihre Partnerin es vermutlich auch mit dem Mund macht, wenn sie einen schlechten Tag hat. Spielen Sie weiter mit den Schamlippen. Lassen Sie sie diverse »Grimassen« schneiden, die alle der Entspannung dienen. Die Frau hingegen überprüft an diesem Punkt ihre Erwartungen und Gefühle im Hinblick auf die sexuelle Stimulierung: Haben Sie umwerfende Gefühle erwartet, sind Sie jetzt vielleicht enttäuscht. Vorsicht: Vielleicht haben Sie das Gefühl, zu wenig zu empfinden oder die entspannende Massage nicht richtig genießen zu können, weil Sie eben allzu gespannt darauf warten, was nun Ihrer Ansicht nach geschehen wird oder soll. Welche Wünsche und Erwartungen Sie in diesem Augenblick auch hegen, lassen Sie einfach los. Öffnen Sie sich für das, was Sie in diesem Moment empfinden, statt auf jene Dinge zu warten, die Sie glauben empfinden zu müssen. Schaffen Sie Raum für eine neue Körpererfahrung, indem Sie sich auf die Empfindungen in den berührten Körperteilen konzentrieren, statt den Gedanken zuzuhören, die Ihnen unaufhörlich durch den Kopf schießen. Lernen Sie, die körperlichen Empfindungen mit dem Rhythmus Ihres Atems zu verbinden. Auf diese Weise können Sie auch die zartesten Empfindungen in Ihren Genitalien wahrnehmen. Diese sind vielleicht nicht spektakulär, doch sie eröffnen Ihnen eine völlig neue Welt der körperlichen Wahrnehmung. Lassen Sie sich auf diese ein, dann lässt auch der Strom der Gedanken nach und nimmt wieder seinen angestammten Platz innerhalb des Bewusstseins ein.

Der Mann bewegt sich während der gesamten Massage nur wenig. Spüren Sie, dass der Rücken steif wird und die Beine einschlafen, dann versuchen Sie, Ihren Körper mit Hilfe kleiner Bewegungen flexibel zu halten. Je besser Sie sich auf Ihren Atem und Ihre körperlichen Empfindungen konzentrieren können, desto wacher, präsenter und sensibler werden Sie sein und die Massage auch selbst genießen können. Auch Sie sollten sich nicht Ihrer Partnerin zuliebe aufopfern, sondern diese Erforschung der Weiblichkeit mit der Entdeckerfreude eines Höhlenforschers betreiben, der fasziniert die Felsformationen am Eingang der Höhle betrachtet, die er gleich zu erkunden gedenkt.

Auch wenn wir Gefahr laufen, uns zu wiederholen: Diese Massage hat einen völlig anderen Hintergrund als das Vorspiel zur Penetration, bei dem Sie Ihre Partnerin möglichst stark erregen wollen. In diesem Fall geht es darum, ihr die Vulva bewusst zu machen, damit die Frau sie Millimeter für Millimeter erleben kann. Erwarten Sie also nicht, dass die Frau mit derselben Erregung reagiert, die sie gewöhnlich zum Orgasmus trägt. Bleiben Sie offen. Alles ist okay, ob Ihre Partnerin nun weint, wütend wird, die Massage genießt oder gar nichts Besonderes dabei empfindet. Wenn sie Ihre Berührung als unangenehm empfindet, was mitunter vorkommt, dann bedeutet das nicht, dass Sie etwas falsch machen. Sie helfen ihr vielmehr mit unangenehmen Gefühlen in Kontakt zu kommen, die in den Tiefen des Genitalgewebes verborgen sind und nur dann an die Oberfläche kommen, wenn sie sich vollkommen entspannt.

Wenn die Blütenblätter dieser Rose sich mit dem Nektar der Aufmerksamkeit voll gesogen haben, macht sich der Mann in die Höhle der Lust auf. Achten Sie darauf, nicht in bestimmte Mechanismen abzugleiten. Mitunter eilt der Mann im Geiste voraus und ist längst bei der Penetration, wenn er in Wirklichkeit noch nicht eingedrungen ist. Dieses Mal bleiben Sie gut zentriert und bei sich. Tragen Sie Vaginalgel auf den Finger auf, den Sie benutzen wollen (normalerweise ist das der Zeige- oder Mittelfinger). Mit dem Finger aber warten auch die Gedanken noch »draußen vor der Tür«. Sie werden nicht in die Vagina eindringen, sondern warten, bis Sie eingeladen werden. Legen Sie den Finger auf den Eingang der Vagina. An einem bestimmten Punkt wird ein klares Signal kommen. Die Blüte öffnet sich und lädt Sie ein. Erst in diesem Augenblick erlauben Sie Ihrem Finger, sich Millimeter für Millimeter aufsaugen zu lassen, bis das erste Fingerglied verschwunden ist. Mit der freien Hand können Sie Ihre Partnerin streicheln – am Bauch, an der Brust, an den Beinen. Auf diese Weise dehnt sich das Gefühl, das sie in den Genitalien empfindet, auch auf den Rest des Körpers aus. Dann helfen Sie ihr dabei, die Vagina vollkommen zu entspannen, indem Sie die Scheidenwände mit dem Finger massieren. Stellen Sie sich dabei ein imaginäres Ziffernblatt vor, das Sie gegen den Uhrzeigersinn Ziffer für Ziffer abtasten.

Hier ist es besonders wichtig, den Finger möglichst gerade zu halten, damit die Massage von der Fingerbeere und nicht von der Fingerspitze ausgeführt wird. Die Hand soll so liegen, dass die Handfläche nach oben

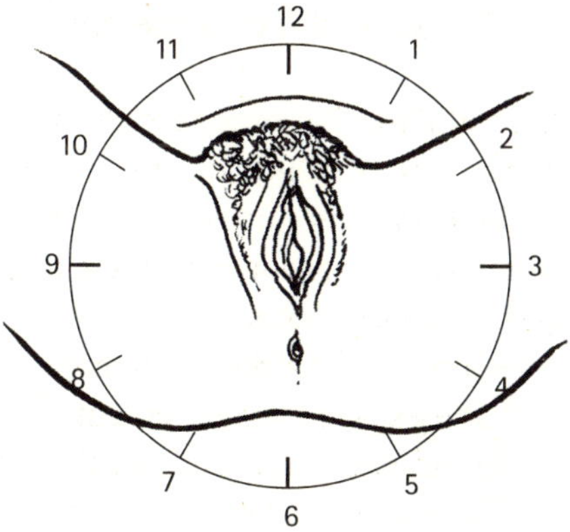

Zifferblatt

weist, dann beginnen Sie am Zwölf-Uhr-Punkt, also dort, wo außen die Klitoris sitzt, etwa eine Minute lang gegen das Schambein zu drücken. Dann machen Sie mit dem Elf-Uhr-Punkt weiter. Üben Sie einen konstanten und kontinuierlichen Druck auf das zarte Gewebe aus, den Sie langsam erhöhen. Ihre Bewegungen sollten möglichst sanft, fließend und weich sein. Unerwartete und ruckartige Bewegungen verhindern, dass Ihre Partnerin sich auf ihre Empfindungen konzentrieren und sie genießen kann. Wenn Sie einmal durch sind, wiederholen Sie das Ganze noch einmal – drücken Sie wieder etwa eine Minute lang auf jeden Punkt, bis Sie zurück am Ausgangspunkt sind.

Die Frau achtet darauf, wie sich ihre Empfindungen verändern, wenn der Partner von Punkt zu Punkt weitergeht. Spüren Sie ein Kribbeln, ein Kitzeln, ein Brennen, ein Stechen? Empfinden Sie die Berührung als angenehm, unangenehm, entspannend oder wunderbar?

Geben Sie sich jeder aufsteigenden Empfindung hin. Achten Sie darauf, wie sie entsteht, sich entwickelt und wieder vergeht, wenn der Finger zum nächsten Punkt wandert und ein anderer Eindruck entsteht.

Hat der Mann die Übung beendet, lässt er den Finger ruhig in der Mitte der Vagina ruhen, ohne Druck auszuüben, bis sie ihn zum Vorwärtsgehen einlädt. Dann lässt er den Finger bis zur Mitte eindringen. Widerstehen Sie der Versuchung, den ganzen Finger zu nehmen, sondern vollführen Sie in dieser Position (also mit halb eingedrungenem Finger) noch einmal den Uhrenzyklus. Sie bleiben an jedem Punkt etwa eine Minute. Dieses Mal können Sie den Finger entweder gerade halten wie beim ersten Mal oder ihn leicht biegen, sodass die Fingerkuppe gegen die Vaginawand drückt. Bei diesem Zyklus lassen Sie jedoch den Zwölf-Uhr-Punkt aus, denn bei einigen Frauen befindet sich der G-Punkt direkt hinter dem Schambein, und so weit wollen wir noch nicht gehen. Am Ende der Übung lassen Sie den Finger wieder in der Mitte der Vulva ruhen.

Mit den nächsten Atemzügen bereiten Sie sich darauf vor, sich von der Vagina ganz einladen zu lassen. Lassen Sie den ganzen Finger eindringen, achten Sie darauf, den Gebärmutterhals nicht zu berühren, denn manche Frauen empfinden dies als extrem unangenehm. Sie lassen also den Zwölf-Uhr-Punkt wieder aus und vollführen einen dritten Uhrenzyklus. Dieses Mal sollte der Finger gebogen sein, weil dieser Bereich der Vagina sehr viel weiträumiger ist. Er muss mit sanftem, aber kontinuierlichem Druck massiert werden.

Hin und wieder werden Sie auf harte Punkte stoßen, winzige Knötchen, die sich unter Ihrer Massage auflösen. Da und dort spüren Sie vielleicht sogar, wie eine Ader gegen Ihre Fingerkuppe pocht.

Die Frau erinnert sich inzwischen daran, dass alle Laute, die sie aus sich herausströmen lässt, und jeder tiefe Atemzug ihr helfen, Spannungen in der Vagina und im Körper im Allgemeinen zu lösen. Wenn an irgendeinem Punkt der Druck für Sie unerträglich wird, signalisieren Sie Ihrem Partner mit der Hand, dass er ihn verringern möge.

In solch einem Fall hört der Mann auf zu drücken, ohne jedoch den Finger aus der Vagina zu ziehen. Wenn Sie bei der geringsten Kleinigkeit schon Ihre Hand zurückziehen und die Massage unterbrechen, tun Sie Ihrer Partnerin keinen Gefallen. Im Augenblick ist die Erleichterung natürlich groß, auf Dauer gesehen aber nehmen Sie Ihrer Partnerin eine Gelegenheit, sich mit den eigenen Spannungen wirklich auseinander zu setzen. Die zweite große Gefahr bei dieser Übung ist, dass der Mann sich von der Partnerin energetisch aufsaugen lässt. Bleiben Sie möglichst bei sich. Folgen Sie Ihrem eigenen Atemrhythmus.

Für die Frau hingegen hält die Vagina viele Überraschungen bereit: Stille, Frieden und Heiterkeit, aber auch Schmerzen, Juckreiz und das Gefühl einer elektrischen Entladung. Hier wollen wir kurz einen Blick auf die Statistik werfen, um zu sehen, welche Empfindungen am häufigsten vorkommen.

Hier wird deutlich, dass die angenehmen Empfindungen überwiegen, doch sowohl im Becken als auch im Genitalbereich kommen an zweiter Stelle unangenehme Gefühle: Stechen, Spannung und Schmerz. Diese treten entweder durchgehend auf oder wechseln sich mit den angenehmen Gefühlen ab. Viele Frauen berichten, dass sie von Punkt zu Punkt ganz unterschiedliche Erfahrungen machen – Himmel und Hölle kurz nacheinander.

Emanuela
Anfangs war der Druck von Seiten meines Partners nicht so stark, dass ich mich auf bestimmte Punkte hätte konzentrieren können, also bat ich ihn, stärker zu drücken. Er sah mich ganz ungläubig an, weil er dachte, er drücke ohnehin schon viel zu stark. Als sein Druck dann entschlossener wurde, spürte ich, wie das Becken sich allmählich ausweitete. Es schien sich unter meinen tiefen Atemzügen aufzublasen wie ein Ballon. Meine Vagina fühlte sich so offen an, dass ich das Gefühl hatte, alles in mich aufnehmen zu können. Ich spürte, wie ich mich unendlich ausdehnte, meine Vulva war riesengroß und schien zu beben.

Marina
Schon wenige Minuten, nachdem er den G-Punkt gefunden hatte, hielt ich es nicht mehr aus. Im G-Punkt fühlte ich ein unerträgliches Stechen, Bauch und Becken kribbelten, ich warf mich in alle Richtungen. Mit diesen Empfindungen, die teils unangenehm, teils lustvoll waren, wusste ich überhaupt nichts anzufangen, also machte ich weiter. Obwohl ich mir das Ganze irgendwie angenehmer vorgestellt hatte, war ich viel zu neugierig, um aufzuhören.

8.b	*Was haben Sie bei der Massage im Genitalbereich empfunden?*	
	Diffuse oder exakt lokalisierbare Lustgefühle	16
	Schmerz, Spannung, stechende und unangenehme Gefühle	13
	Öffnung, Ausdehnung, das Gefühl einer weiten Vagina	10
	Entspannung, Loslassen, Heiterkeit	6
	Erregung beim Kontakt	6
	Fließende, sanfte Weichheit	5
	Pulsieren	4
	Wärme	4
	Gefühllosigkeit	4
	Abwechselnd Lust und Schmerz	3
	Frieden und Ruhe	3
	Ein deutlicher Unterschied zwischen der linken und rechten Seite	2
8.c	*Was haben Sie bei der Massage im Becken empfunden?*	
	Ausdehnung, Entspannung, Öffnung, Weitung	14
	Schmerz, Spannung, Bewegungslosigkeit, Sich-Verschließen	11
	Sanfte Entspannung, Hingabe, Leichtigkeit der Bewegungen	9
	Wärme	8
	Wellen, Vibrationen, Kommen und Gehen von Lustgefühlen	4
	Abwechselnd Öffnen und Sich-Schließen	3
	Zwei Linien vom G-Punkt zum Bauch	2
	Fast nichts	1

Nun macht der Mann sich auf die Suche nach dem G-Punkt. Winkeln Sie den Finger nach oben ab und ertasten Sie den Bereich rund um den Zwölf-Uhr-Punkt. Stellen Sie sich eine gedachte Linie vor, die vom Schambein bis zum Gebärmutterhals verläuft. In dieser Zone sollte sich der G-Punkt befinden. Gewöhnlich erkennt man ihn daran, dass das Gewebe dort angeschwollen, die Oberfläche ein wenig runzliger ist. Er hebt sich ein klein wenig von den angrenzenden Bereichen ab, so wie auch der höchste Punkt am Gaumen ein klein wenig rauer ist als die Umgebung. Männer beschreiben den Punkt als »Olive«, »Nuss«, »kleine Insel« oder als »dicke Raupe«. Wenn Sie nicht sicher sind, ob Sie den G-Punkt erwischt haben, drücken Sie etwa einen Zentimeter weiter vorne, hinten oder seitlich gegen die Vaginawand und lassen den Finger dann zurückkehren. Ist der Unterschied jetzt fühlbar?

Doch der Heilige Punkt gibt sich nicht immer schon beim ersten Mal zu erkennen. Ganz im Gegenteil: Manchmal liegt er regelrecht im Dornröschenschlaf und schwillt nur dann an, wenn er stimuliert wird. In diesem Fall befinden Sie sich in einer paradoxen Situation: Sie müssen ihn finden, um ihn stimulieren zu können. Doch er gibt sich nur zu erkennen, wenn er stimuliert wird. Hier ist die einzige Lösung die, alle Punkte auf der gedachten Linie zu drücken. Früher oder später wird eine dieser Stellen mit einer deutlichen Schwellung reagieren. Wenn Sie diese Stelle abtasten, ist es möglich, dass winzige elektrische Entladungen fühlbar werden. Sollten Sie Zweifel haben, fragen Sie Ihre Partnerin.

Wenn Sie den entsprechenden Bereich gefunden haben, bleiben Sie dort und halten einen sanften, liebevollen Kontakt aufrecht. Stellen Sie sich vor, Sie strichen mit Ihrem Atem über diesen Punkt. Im *Kokashastra* heißt dieses Entdeckungsspiel *ardhentu*[1] oder Halbmond. Wenn wir uns klarmachen, dass der Halbmond in Indien viel flacher liegt als in Europa, erkennen wir darin das Bild des halbmondförmig nach oben gebogenen Fingers in der Vagina.

Die Frau erkennt den G-Punkt an dem Gefühl, pinkeln zu müssen, das sich unweigerlich einstellt, auch wenn sie vor der Übung noch auf der Toilette war. Dieser Eindruck vergeht bald wieder. Geben Sie ihm nicht nach, indem Sie die Massage unterbrechen, um zur Toilette zu gehen. Manchmal ist das Berührtwerden auch unangenehm und wird von Stechen, Brennen oder elektrischen Entladungen begleitet. Also nicht unbedingt das, was Sie sich vielleicht vorgestellt haben, aber wenigstens wissen Sie, dass Sie den richtigen Punkt gefunden haben. Etwa die Hälfte der Männer findet ihn innerhalb weniger Minuten, einige brauchen nur zwei oder drei, während andere mehr als fünf Minuten suchen.

Hat der Mann vorher einen relativ milden Druck angewandt, so kann er, sobald der G-Punkt gefunden ist, den Druck langsam steigern. Behalten Sie ihn etwa fünf Minuten lang bei, dann lassen Sie locker, wenn auch nicht vollständig, um dem Finger eine Pause zu gönnen. Wenn Sie möchten, können Sie einen zweiten Finger einführen, ohne den ersten zurückzuziehen, also beispielsweise dem Zeigefinger den Mittelfinger hinzugesellen. Auf diese Weise wird Ihr Drucksignal noch klarer. Der G-Punkt ist nicht so empfindlich wie die Klitoris und braucht viel mehr Druck, um spürbar zu werden. Sie können auch den kontinuierlichen Druck mit anderen Arten der Berührung abwechseln; orientieren Sie sich dabei an Ihrem Atemrhythmus.

- Der Kolben: vorwärts und rückwärts wie beim Motor
- Fluktuierend: wie beim Kolben, nur mit fließenderen Bewegungen
- Vibrierend: noch sanftere Bewegungen, aber sehr viel schneller, als würden Sie vor Kälte zittern
- Die Einladung: Beugen Sie das erste Fingerglied leicht zu sich hin, so als würden Sie sagen: »Komm.«

Verweilen Sie etwa 15 bis 20 Minuten beim G-Punkt. Normalerweise unterstützt der konstante Druck eher die Entspannung, während die rhythmischeren Bewegungen stärker erregend wirken. Daher sollten Sie sich abwechseln. Mit der freien Hand können Sie Beine, Arme oder Bauch Ihrer Partnerin streicheln, um die Energie besser zu verteilen. So breitet die Spannung sich im ganzen Körper aus.

Ein Hinweis an den »untersuchenden« Partner: Wenn Sie Ihre Bewegungen mit dem Atem koordinieren, sparen Sie erheblich an Kraft. Denken Sie einmal an den Unterschied zwischen reiner muskulärer Anspannung und einem Kraftakt, der vom Atem unterstützt wird. Was tun Sie, wenn Sie eine verrostete Schraube herausdrehen oder ein störrisches Marmeladeglas öffnen müssen? Wenn Sie es in diesem Moment nur mit der Kraft Ihrer Hände versuchen, kann das Ganze recht anstrengend werden. Konzentrieren Sie die Kraftanstrengung aber auf den Moment des Ausatmens, wird die ganze

Bewegung leichter. Dieses Prinzip hilft Karatekämpfern, ganze Ziegelblöcke durchzuschlagen, ohne sich wehzutun.

Übertragen auf die G-Punkt-Massage heißt das: Wenn Sie Ihre Bewegungen auf den Atemrhythmus abstimmen, können Sie Ihre Partnerin sehr viel länger auch mit erheblichem Druck stimulieren, ohne müde zu werden. Damit ersparen Sie Ihrer Partnerin das Schuldgefühl, wenn sie wahrnimmt, dass Sie müde werden oder sich nicht mehr wohl fühlen, und Sie genießen die Massage obendrein selbst.

Wenn Sie gerne Visualisierungsübungen machen, dann stellen Sie sich vor, dass mit dem Ausatmen Energiestrahlen von Ihrem Ellenbogen (nicht Ihrem Finger!) ausströmt und in den G-Punkt Ihrer Partnerin fließt, wo sie vibrierende, pulsierende Stimuli aussendet.

Wenn Ihre Partnerin sich ihren Empfindungen hingibt, spüren Sie vermutlich die Wellen der weiblichen Lust, ihre ganze Gefühlswelt, die neugierig machen, aber auch Angst und Unbehagen wecken kann. In diesen Momenten sollten Sie darauf achten, nicht zu reagieren. Beobachten Sie einfach, was in Ihrem Körper geschieht, während Sie mit der Massage fortfahren und sich auf Ihre männliche Energie und Ihren Atem konzentrieren. Sie müssen nicht alles verstehen, was in Ihrer Partnerin geschieht: Unterstützen Sie sie nur und lassen Sie sich von der Vielfalt der Emotionen und Empfindungen überraschen. Die meisten Männer berichten, dass es ihnen schwer fällt, achtsam und konzentriert zu bleiben, wenn die sexuelle Energie der Frau erwacht, doch es ist wichtig, in sich zentriert zu sein.

Bei Ihrer Partnerin muss es nicht automatisch zu

denselben Kontraktionen der äußeren Vagina kommen, die Sie vom klitoralen Orgasmus her kennen. Vielleicht geschieht nichts dergleichen. Möglicherweise wird die Scheidenöffnung sogar weiter. Es *kann* vorkommen (nicht zwangsläufig), dass die Frau zum Höhepunkt gelangt und es zur Ejakulation kommt. Halten Sie daher ein Handtuch bereit.

Möglicherweise bittet Ihre Partnerin Sie, den Finger schneller zu bewegen oder schneller zum nächsten Punkt überzugehen bzw. etwas ganz anderes zu tun. Lassen Sie sich davon nicht beeindrucken und folgen Sie dem vorgesehenen Zeitablauf. Das heißt nicht, dass Sie unflexibel sind, doch hier geht es um die Entdeckung des G-Punktes.

Wie groß ist der G-Punkt? Wie bei allen anderen Körperteilen ist auch dies von Frau zu Frau verschieden. Außerdem sagt die Dimension des G-Punktes nichts über die weibliche Fähigkeit der Lustempfindung aus, so wie die Größe und Beschaffenheit des Penis nichts über die Liebesfähigkeit des Mannes sagt.

Aus dem folgenden Fragebogen-Ausschnitt erfahren Sie, wie die Frauen ihren G-Punkt subjektiv empfinden. Es geht dabei nicht um objektive Maße, sondern um den subjektiven inneren Eindruck jeder Frau. Die Männer, die ihn von außen ertasten, ordnen ihm übereinstimmend einen Durchmesser von 1,5 Zentimeter zu. Während der Stimulierung allerdings verändert sich diese Zone. Der Großteil der Männer meint, dass sich die Maße des G-Punktes in einigen Fällen sogar verdoppeln.

Die Frau macht sich während der Stimulierung bewusst, dass die anfänglichen Empfindungen häufig nicht angenehm sind. Es kann zu Brennen, Stechen, Jucken

20.a	*Haben Sie eine Vorstellung von der Größe Ihres G-Punktes?*	
	Ja	30
	Nein	28
	Keine Antwort	7
	Gesamt	65
20.b	*Wenn ja, welchen Durchmesser würden Sie ihm zuordnen? Im Ruhezustand:*	
	0,5 Zentimeter	6
	1 Zentimeter	15
	1,5 Zentimeter	2
	2 Zentimeter	3
	2,5 Zentimeter	4
20.c	*Wie verhält er sich im Zustand der Erregung?*	
	Er verdoppelt sich	17
	Er bleibt gleich	8
	Er schwillt an	2
	Ich weiß nicht	3

oder Harndrang kommen. Natürlich ist die Versuchung groß, in diesem Augenblick den Partner zu bitten: »Hör auf, das tut nicht gut.« Tun Sie's nicht. Gerade die unangenehmen Gefühle sind ein deutliches Zeichen, dass Sie den Punkt gefunden haben.

Außerdem vermittelt der G-Punkt nicht sofort spektakuläre Lustgefühle. Für viele Frauen ist diese Phase der Massage häufig sogar langweilig. Am besten ist es, Sie öffnen sich allem, was kommt, und nehmen die Empfindungen auf, die auftauchen, ohne sie als »gute« und »böse« zu etikettieren. Wenn es schwierig wird, achten Sie darauf, dass sich im Körper keine Spannungen aufbauen. Dies gilt vor allem für den Nackenbereich. Lassen Sie den unangenehmen Empfindungen durch Seufzen, Stöhnen, tiefes Atmen und andere unartikulierte Laute freien Lauf.

Achten Sie darauf, was in Körper und Geist geschieht, um Informationen über Ihr Leben zu sammeln, über die Monster und Schätze, die sich in Ihrem Becken verborgen halten. Wenn Zorn und Ärger in Ihnen aufsteigen, lassen Sie diese Gefühle möglichst nicht an Ihrem Partner aus. All das ist nicht seine Schuld. Ganz im Gegenteil: Er gibt sein Bestes. Bei diesen Emotionen handelt es sich um Gefühle, die in Ihrem Körper gespeichert sind. Im nächsten Kapitel gehen wir näher auf diese Problematik ein.

Wenn Sie merken, dass Sie den Atem angehalten haben, gehen Sie möglichst zu dem Augenblick zurück, in dem Sie aufgehört haben, dem Atemfluss zu folgen. Was ist in diesem Moment geschehen? Steigen Erinnerungen an unangenehme, erschreckende oder peinliche Situationen auf? Welcher Gedanke ging Ihnen in diesem Moment durch den Kopf? Kehren Sie dann mit dem nächsten Atemzug zu Ihrer aktuellen Wahrnehmung zurück. Lassen Sie die Gedanken von der Energie, die Sie trägt, wegwaschen.

Häufig möchten Frauen die Massage abbrechen, wenn ihnen klar wird, dass sie schlicht nichts empfinden – überhaupt nichts. Dann kommt es meist zu einer Gedankenkette wie der folgenden: »Ich bin unsensibel. Frigide bin ich. Ich müsste doch irgendetwas spüren. Jetzt massiert er mich schon eine halbe Stunde. Bestimmt ist er total müde und enttäuscht. Vermutlich fragt er sich jetzt, was mit mir nicht stimmt. Sicher stimmt da etwas nicht.« Und so weiter. Wenn Sie sich auf diese sorgenvollen Gedanken einlassen, verpassen Sie auch die ruhigen, entspannten Momente des Zusammenseins, die Sie ansonsten genießen könnten.

Spüren Sie hingegen, wie der Raum sich ausdehnt, wie alles weiter wird, wie eine innere Freiheit sich eröffnet, dann müssen Sie sich nicht nach heftigen Emotionen sehnen, nach intensiver Erregung. Versuchen Sie erst gar nicht, zu einem Orgasmus zu kommen, wie Sie ihn bereits kennen. Erwarten Sie nicht den klassischen Höhepunkt. Atmen Sie in diese inneren Räume hinein, die so anders sind als alles, was Sie bisher erfahren haben. Gönnen Sie sich das Neue.

***

Es gibt Autoren, die den G-Punkt als inneres Pendant der Klitoris betrachten. Wenn wir vom anatomischen Standpunkt einmal absehen, gibt es in der Erfahrung der Frauen nichts, was diese These bestätigen würde.

Die Klitoris reagiert eher »linear«: Bereits der erste Kontakt sorgt für Erregung, die dann bei weiteren Berührungen gesteigert wird, bis es zum Orgasmus kommt.

Der G-Punkt ist das genaue Gegenteil. Er reagiert sehr unterschiedlich. Das kann vom Schmerz bis zur Lust gehen, vom Weinen bis zum Lachen, vom unerträglichen Unbehagen bis hin zu tiefem innerem Frieden. Irgendwie berühren die Erfahrungen die Extrempunkte. So erlebt die Frau durch die Stimulierung eines einzigen

8.a	*Welche körperlichen Empfindungen hatten Sie bei der Stimulierung des G-Punktes?*	
	Gefühl, pinkeln zu müssen	21
	Reine Lust, reines Vergnügen	17
	Brennen, Wärme	16
	Schmerz, Irritation	13
	Vibration, elektrische Entladungen, Funken	11
	Erregung, Verlangen	5
	Gefühl der Weite	4
	Spannung, Wut	2
	Glückseligkeit	2
	Einen Energieschub	2
	Abwechselnd Lust und Schmerz	2
8.d	*Was haben Sie bei der G-Punkt-Massage im restlichen Körper empfunden?*	
	Schauder, Ameisenkribbeln	14
	Den Wunsch, Hände, Beine oder Kopf zu bewegen	6
	Spannung im Ober- und Unterbauch, Übelkeit	6
	Sanfte Vibrationen	5
	Steifer Hals, steifer Schulter- und Nackenbereich, steife Hände	5
	Das Gefühl bzw. der Wunsch zu explodieren	5
	Erleichterung oder Wärme in der Brust	4
	Unklare Verbundenheit und Wärme, wellenartig	4
	Elektrische Entladungen	3
	Ich habe den Rest des Körpers nicht gespürt	2
	Lustvolle Empfindung im Mund	1

Punktes das gesamte Universum der Empfindungen, das ihr Körper ihr zu bieten hat. Diese bleiben keineswegs auf die Beckenregion beschränkt, sondern umfassen gewöhnlich den ganzen Körper.

Paola

Als mein Partner mich mit dem Finger im Bereich hinter dem Schambein stimulierte, merkte ich den Unterschied sofort. Dort war von den Spannungen, die ich in den anderen Bereichen der Vagina – vor allem um den Acht- und Neun-Uhr-Punkt – erlebt hatte, nichts zu spüren. Ich empfand vielmehr ein absolut charakteristisches Brennen. Die Empfindungen dort waren sehr viel intensiver als die in den anderen Zonen der Scheidenwand, manchmal beinahe schmerzhaft. Doch allmählich veränderten sie ihren Charakter und wurden angenehm, bis mich abwechselnd Wellen von Lust und Brennen überfluteten. Dann schienen plötzlich alle Empfindungen vom G-Punkt aus zu explodieren. Die Wogen der Lust schlugen höher und höher, bis sie auf einem bestimmten Niveau lange Zeit gleich blieben. Dann stiegen sie nochmals an, um am Ende wieder nachzulassen.

Francesca

Am G-Punkt empfand ich zunächst den klassischen Harndrang – wie alle meine Freundinnen. Dann folgten nahezu unerträgliche elektrische Entladungen, während derer meine Hände ganz starr wurden. Nach einer gewissen Zeit des Stillstands (das große Nichts) folgte eine sinnliche Wärme. Ich fühlte mich sehr weiblich. Meine Beine fühlten sich absolut verrückt an, und ich hatte das Gefühl, mich tief innen zu öffnen. Dies ging mit dem Gefühl einher, eine sehr weite und große Vagina zu besitzen. Der Orgasmus war sanfter als einer, den ich bei der Stimulierung der Klitoris erfahre, aber dafür länger. Er hatte etwas Rollendes, Rundes, als hätte man mir eine Geige auf den Bauch gelegt, um sie dort zu spielen. Eine Welle floss in die Beine, eine andere strömte bis zum Hals und überspülte gleichsam das Gesicht, sodass mich ein Schauder ergriff. Dann stiegen weitere Wellen von unten zum Kopf hinauf, bis ich von innen zu vibrieren schien.

Silvia
Am G-Punkt erlebte ich vor allem elektrische Entladungen, Schauder, begleitet von einer intensiven Wärme. Leider wurde die Stimulierung immer wieder unterbrochen, weil mein Partner und ich des Öfteren den Kontakt mit dem Punkt verloren. Wenn er jedoch da war, verspürte ich intensive Lustgefühle im Mund und im Gesicht. Beides schien im Rhythmus der Vagina zu pulsieren.

Sergio
Nachdem ich den G-Punkt einige Minuten lang ohne Resultat gedrückt hatte, stellte sich bei mir das Gefühl ein, dass ich es nie schaffen würde. Ich war so müde. Dann fiel mir der Tipp mit dem Atem ein, und alles wurde anders. Ein warmer Strom schien plötzlich aus meinem Arm in den Finger und dann in den G-Punkt meiner Partnerin zu fließen. Von diesem Moment an spürte ich auch, was von ihr aus- und auf mich überging: eine warme Welle, die mich erschütterte und mich mit ihr verband. Ihre Empfindungen gaben mir Kraft, mein Körper wurde weicher. Und ich gab ihre Geschenke mit dem Finger zurück. So war zwischen uns eine Art Kreislauf entstanden, ein Geben und Nehmen von Lust und Zärtlichkeit.

Loretta
Für mich war es fast bis zum Schluss eine einzige Tortur: Brennen, Stechen, steife Hände, elektrische Schläge, die vom

G-Punkt ausgingen und bis zur Kehle reichten, und eine unangenehme Wärme überall. Jede Kleinigkeit ging mir auf die Nerven, und ich war stocksauer auf meinen Mann. Ich hatte die Vorstellung, er tue das alles absichtlich, um mich zu ärgern. Nichts ging gut. Dann begann ich mich hin und her zu werfen und verlor den Punkt wieder ... Erst gegen Ende hatte ich das Gefühl, dass sich tief in mir etwas entspannte.

Sandra
Die Berührung des G-Punktes rief in mir anfangs ein leichtes Unbehagen hervor. Ich hatte den Eindruck, nach unten gezogen zu werden. Ich spürte ein leichtes Pochen in der Vagina, das sich ganz nach Belieben und unabhängig vom Rhythmus der Stimulierung zu bewegen schien. Es folgten einige kleinere Kontraktionen der Gebärmutter, die schließlich in einer gewaltigen, lange andauernden Explosion mündeten ... Es war der schönste Orgasmus meines Lebens, dabei hatte ich vorher schon den Eindruck, dass es mir sexuell ziemlich gut ging.

Giovanna
Während mein Partner den G-Punkt massierte, spürte ich zunächst einmal nur da und dort ein leichtes Stechen sowie viele winzige Stiche in den Fingern und Zehen. Plötzlich jedoch fühlte ich, wie sich im Becken sanfte Wellen von Energie ausbreiteten, die schnell nach oben stiegen. Der Unterbauch schien immer mehr Raum einzunehmen. Ich fühlte eine starke Wärme, die alles in mir ausfüllte, während die energetische Welle bis zu den Schultern hochbrandete. Es war wunderbar. Schade war nur, dass sich mein Hals nicht öffnen wollte. Ich bewegte den Kopf leicht hin und her in der Hoffnung, Abhilfe zu schaffen, aber der Hals blieb die einzige angespannte Zone im ganzen Körper. All diese Empfindungen riefen in mir tiefe Gefühle wach: Manchmal fühlte ich mich wie in einer ande-

ren Dimension, in der mir deutlich wurde, wie ich mein Leben anpacke, in der es Momente von absoluter, vollkommener Einsicht und Bewusstheit gab.

Warum sprechen wir eigentlich immer eher von »entdecken« oder »enthüllen«, wenn es um den G-Punkt geht, und nicht von »finden«? Ganz einfach: Ihn zu finden ist nicht so schwierig. Beinahe jedes Paar, das den Anweisungen mit ein wenig Geduld folgt, findet den G-Punkt. Doch damit nimmt das Abenteuer erst seinen Lauf: Nun gilt es, die ungeheure Lust zu »ertragen«, die mit ihm verbunden ist, sich den Blockaden und Gefühlen zu nähern, die unweigerlich spürbar werden, wenn er stimuliert wird. Die erste Massage, die wir hier vorgestellt haben, dient gerade einmal dazu, ihn von der »obersten Hülle« zu befreien. Das bedeutet noch nicht, dass der G-Punkt damit vollkommen befreit ist. Doch der erste Schritt ist immerhin getan. Wie Sie die anderen »Schleier« entfernen, erfahren Sie in Kapitel 5.

5. Die unverschleierte Weiblichkeit

Nachdem er den G-Punkt mit dauerhaftem Druck stimuliert und ihn mit vibrierenden oder pulsierenden Bewegungen etwa 15 bis 20 Minuten lang massiert hat, lässt der Mann im Druck nach und verlangsamt den Rhythmus seiner Bewegung. Der Finger entspannt sich und kehrt ins Zentrum der Höhle zurück, wo er sich ausruht, ohne den Kontakt mit der Vagina zu verlieren. Dann ziehen Sie den Finger ganz langsam zurück.

Lassen Sie sich Zeit. Lassen Sie den Finger Millimeter für Millimeter herausgleiten, sodass Sie zwischen drei und vier Minuten brauchen, um das »Tor« zu erreichen. Die Wahrnehmung der Frau ist mittlerweile so geschärft, dass jede winzige Bewegung Reflexe im Körper hervorruft. Wenn Sie am »Tor« der kleinen Schamlippen angekommen sind, halten Sie etwa eine Minute lang inne, bevor Sie die Vagina ganz verlassen.

Bevor Sie sich zurückziehen, legen Sie die Hand so auf die Vulva, dass die Handfläche sie vollkommen bedeckt. Dies schenkt der Frau in einem Augenblick, in dem sie sehr offen und verwundbar ist, das Gefühl des Beschütztwerdens. Dann fragen Sie Ihre Partnerin, ob sie allein sein will oder ob Sie sie umarmen sollen. Vielleicht möchte sie auch nur eine Hand halten? Dies hängt davon ab, wie sie sich fühlt. Viele Frauen machen die Erfahrung einer ungeheuren Weite und wollen daher von niemandem berührt werden. Andere wiederum rollen sich gerne in den Armen des Partners zusammen.

Oder wünscht sie sich etwa eine Decke und ein Glas Wasser? Nur sie allein kann in diesem kostbaren Augenblick wissen, was gut für sie ist.

Die Frau bleibt in diesem Moment im Kontakt mit ihren Wahrnehmungen und Gefühlen. Sie lässt sich von dem inneren Raum tragen, der sich in der Stille ihres Körpers erschlossen hat. Öffnen Sie sich Ihren Empfindungen, ohne gleich zu sprechen. Genießen Sie die Ausdehnung der inneren Welt, die gewöhnlich dieser Massage folgt. Alles ist in Ordnung, ob Sie nun wach und präsent sind, im Halbschlaf vor sich hin dämmern oder gar einschlafen.

Am Ende beschließen Sie das Ritual mit dem wechselseitigen Gruß, den Sie zu Anfang ausgetauscht haben. Nun können Sie beginnen, Ihre Erfahrungen auszutauschen, obwohl Sie damit natürlich auch noch ein wenig warten können, wenn Sie lieber weiterhin die Stille genießen.

Als Frau sollten Sie sich bewusst machen, dass diese Massage häufig die Selbstwahrnehmung verändert. Wundern Sie sich also nicht, wenn ganz normale Vorgänge wie Aufstehen, Gehen oder Treppensteigen Ihnen

---

16	*Wie haben Sie sich nach der Massage gefühlt?*	
	Wunderbar bereichert, befriedigt und gelassen	17
	Ganz, eins mit mir selbst, tief glücklich und voller Wohlwollen mir selbst gegenüber	16
	Wütend, enttäuscht, bestürzt, voller Zweifel am Partner	14
	Müde	12
	Sehr entspannt	11
	Energiegeladen, vital, voller Kraft und Mut	10
	Leicht, frisch, prickelnd	9
	Befreit	7
	Überrascht, voller Staunen, erschüttert, fast ein wenig trunken	6
	Heiter, strahlend, gut gelaunt	6
	Weich, aufnahmefähig, umfangen von Wärme und Sicherheit	6
	Offen, weit	4
	Ruhig, traurig und bewegt	3
	Liebevoll, in Harmonie mit dem Partner	1

anders vorkommen als sonst. Vielleicht haben Sie das Gefühl, auf Wolken zu gehen. Oder Sie fühlen sich besonders stark mit der Erde verbunden. Kosten Sie diese veränderte Wahrnehmung aus. Ein gewisses Pulsieren oder andere innere Reaktionen können noch Stunden nach der Massage andauern. Haben Sie den Eindruck, plötzlich an einen Stromkreis angeschlossen zu sein? Oder sind Sie nur sensibler als sonst, fühlen sich beinahe »durchsichtig«? Natürlich kann es auch zu Enttäuschung und Unwohlsein kommen. Achten Sie einfach darauf, was Sie fühlen.

Giorgia
Ich fühlte mich, als sei ich aus den tiefsten Tiefen aufgetaucht. In der folgenden Nacht habe ich nicht geschlafen. Ich spürte meinen Körper immer noch vibrieren, vor allem in der Brust. Das Herz schlug schnell. Tausend Gedanken schossen mir durch den Kopf, und ich schaffte es einfach nicht, die wilde Jagd zu bremsen. Dieselben Empfindungen hatte ich bereits in anderen erschütternden Situationen meines Lebens.

Lorenza
Ich habe mich toll gefühlt. Ein starker Energiestrom floss durch meinen Körper, begleitet von einer intensiven Wärme. Ich spürte ein überwältigendes Bedürfnis, mit mir allein zu sein. Während der Nacht und am darauf folgenden Tag hatte ich dann den Eindruck, dass ich anders geworden war. Mein Dasein hatte sich verändert, ich war weicher geworden.

Und was tun Singles oder Lesben?

Wenn Sie in einer homosexuellen Beziehung leben, können Sie die eben beschriebene Massage mit Ihrer Partnerin machen. Das macht überhaupt keinen Unterschied. Wenn Sie jedoch aus Überzeugung oder Zufall Single sind, dann müssen Sie den G-Punkt allein enthüllen.

Ohne die Hilfe einer anderen Person ist es schwieriger, den G-Punkt zu lokalisieren. Das liegt ganz einfach daran, dass bei der Massage die Handfläche nach oben zeigen muss. Wenn man dann noch starken Druck ausübt, wird die Hand bald müde, vor allem wenn der G-Punkt relativ tief in der Vagina liegt. Viele Frauen stimulieren sich nur aus diesem Grund nicht selbst: Es ist einfach unbequem. Außerdem bringt die allein unternommene Entdeckungsreise zum G-Punkt noch ein weiteres Problem mit sich: Einerseits sollen Sie sich dabei körperlich und seelisch entspannen, andererseits sollen Sie einen deutlichen Druck mit der Hand ausüben und auch noch eine Stellung einnehmen, die für Sie ungewohnt ist.

Hier kann die anatomische Typologie der Frauen des *Quodoushka* helfen, die wir im letzten Kapitel kurz vorgestellt haben. Genaueres dazu finden Sie in unserem ersten Buch *Tantra – Bewusstseinsentwicklung und sexuelle Ekstase* (S. 156ff.). Diese Einteilung hilft, den G-Punkt zu finden, denn auch wenn die Vagina tief ist, bedeutet dies nicht, dass auch der G-Punkt tief liegen muss.

Anatomischer Typ	Tiefe der Vagina	Lage des G-Punktes
Tanzende Frau	mittel	sehr tief
Wolfsfrau	mittel	weniger tief
Hirschfrau	tief	nahe am »Eingang«
Schaffrau	mittel	nahe am »Eingang«
Büffelfrau	gering	weniger tief

Wenn man den G-Punkt allein lokalisieren möchte, gibt es auch einige bequemere Stellungen, als auf dem Rücken zu liegen und sich verknoten zu müssen:

- Seitlich ausgestreckt, mit vielen Kissen unter dem Rücken und dem Kopf
- Mit gespreizten Knien auf den Fersen hockend
- Nur mit den Pobacken auf einem Stuhl sitzend, sodass die Vulva frei bleibt
- Auf allen vieren kniend
- Auf dem Bauch liegend, die Schultern auf dem Bett, wobei man die Pobacken leicht anhebt; unter dem Bauch liegt ein Kissen
- Auf dem Bidet sitzend

Wenn Sie aus anatomischen Gründen nicht mit der Hand an den G-Punkt kommen, können Sie auf einen Vibrator oder ein anderes phallusähnliches Instrument ausweichen. Es gibt Vibratoren aus den verschiedensten Materialien (Latex, Plastik, Acryl), die eine nach oben gebogene Spitze haben, um den G-Punkt besser massieren zu können. Vor allem für den Anfang empfehlen wir ein relativ »schlankes« Modell, mit dem Sie nur den G-Punkt stimulieren, da Sie sonst die spezifischen Wahrnehmungen am G-Punkt nicht von denen der restlichen Vagina unterscheiden können.

Denken Sie daran, dass nach der ersten Phase der feinen Berührungen ein klarer und dauerhafter Druck ausgeübt werden muss. Hier sind die eher zarten Berührungen, mit denen man sich an der Klitoris stimuliert, fehl am Platz. Der G-Punkt braucht mehr Entschiedenheit und mehr Körperkraft. Mit der Zeit werden Sie lernen, einen kräftigen Druck auszuüben und die Hand mit dem Atemrhythmus zu bewegen, ohne den restlichen Körper anzuspannen.

3

Unerträgliche Lust

Bevor Sie weiterlesen, möchten wir Ihnen ans Herz legen, sich wenigstens einmal an der im vorherigen Kapitel beschriebenen Massage zu versuchen. Sonst bleiben die Schatten und Grenzen, von denen wir sprechen, reine Theorie. Eigene Erfahrung hingegen gibt Ihnen jenes innere Wissen, mit dem Sie während der Lektüre das Gesagte nachvollziehen können.

In diesem Kapitel werden wir die Schwierigkeiten untersuchen, die so häufig verhindern, dass Frauen sich am G-Punkt erfreuen. Wie die Statistik uns zeigt, ist für viele Frauen die Lust des G-Punktes etwas kaum Bekanntes, wenn nicht völlig Neues. Wie Dornröschen auf den Kuss wartet, erwartet diese latente Lust, vom Finger bzw. Penis des Prinzen zum Leben erweckt zu werden.

Hören wir uns dazu den Erfahrungsbericht einer Frau an, die auf ihrer Entdeckungsreise an viele der klassischen Grenzen gestoßen ist.

Luisiana

Meine erste Erkundungsreise zum G-Punkt hat etwa eine Stunde gedauert. Mit einem Mal hat mein Partner mich offenkundig am richtigen Punkt berührt, denn es durchzuckte mich innerlich. Bis zu diesem Moment lag ich mit geschlossenen Augen ganz entspannt da, dann aber durchfuhr es mich. Ich machte die Augen auf. Es war wie ein Blitz aus heiterem Himmel: Mir war schwindlig. Tausend Gedanken schossen mir durch den Kopf. Mein Körper war plötzlich ganz unruhig. Die Beine wollten nicht still halten, und sosehr ich auch versuchte, ruhig zu bleiben, ich schaffte es einfach nicht. Schauder überliefen mich in einem fort. Sie gingen vom Becken aus, liefen über die Schultern, die Arme, den Nacken.

Er übte mit dem Finger weiterhin Druck auf den G-Punkt aus, während ich das Gefühl hatte, eine Art Schlauch schöbe sich von diesem Punkt aus direkt in meinen Mund. Es war ein höchst eigenartiges Gefühl! So als ob plötzlich etwas Riesenhaftes aus meiner Vagina kriechen wollte. Ich konnte sie auch nicht mehr anspannen. Es war, als entwickelte sie ein Eigenleben. Sie wollte so weit offen stehen, wie sie nur irgend konnte! Dann wurden die Empfindungen noch stärker. Ich hätte meinen Partner umbringen können! Ich hatte eine unglaubliche Wut in mir. Einen Augenblick lang hasste ich ihn so richtig! Ich weiß nicht warum, aber plötzlich hatte ich Krämpfe im linken Bein. Ich hatte auch das Gefühl, dass mein Partner nicht nur mit dem Finger in die Vagina eindringt, sondern ganz, mit seinem ganzen Körper. Ich spürte ihn wirklich. Er versuchte, sich zu bewegen, wanderte den Schlauch hinauf ... Dann war er in mir drin.

Es war schön, aber auch erschreckend. Ich hatte auch nicht mehr das Gefühl, auf dem Bett zu liegen. Irgendwie hatte ich die Orientierung verloren. Menchen, Orte – alles war plötzlich gleich. Als ich diese unglaubliche Stärke bzw. Wut erlebte, fürchtete ich mich sogar vor mir selbst. Ich fragte mich: »Wie kann ich all das in mir haben?« Ich erschrak gewaltig und hatte Angst, verrückt zu werden. Daher bat ich meinen Partner, den Finger wegzunehmen. Ich wollte nicht mehr weitergehen. Er war sehr geduldig und nahm mich in den Arm.

Ich hingegen hätte ihm am liebsten ins Gesicht gespuckt. Ich konnte mich gerade noch zurückhalten.

In den folgenden Stunden war ich vollkommen verwirrt. Als hätte ich das Gedächtnis verloren.

Am Tag darauf aber dachte ich: »Schade. Zuerst habe ich mir so viel Mühe gegeben und dann habe ich kurz vor dem Ziel aufgegeben. Ich probiere es einfach noch mal!« Ich kam mir vor, als wäre ich einen Berg voll Fleisch fressender Pflanzen hinaufgeklettert, nur um kurz vor dem Gipfel wieder umzukehren. Jetzt aber will ich ganz hinauf und das Panorama genießen!

Diese junge Frau, die nicht den Mut hatte, den Weg bis ans Ende zu gehen, ist nicht besonders schwierig und hat keine größeren Probleme mit ihrer Sexualität. Ganz im Gegenteil: Die von ihr beschriebenen Konflikte tauchen bei Frauen, deren G-Punkt zum ersten Mal über längere Zeit stimuliert wird, recht häufig auf.

Unsere Beobachtungen und Interviews haben ergeben, dass viele Frauen zunächst mit einer ganzen Reihe von unangenehmen Erfahrungen zu kämpfen haben.

---

11 *Welche unangenehmen Empfindungen tauchten auf?*

Brennen und Harndrang	15
Krämpfe, Druck, Spannungen	15
Übermäßiges Gefühl elektrischer Entladungen, Schmerzen, Juckreiz	12
Unwohlsein, Nervosität, Unduldsamkeit	8
Starke Vibrationen, Pochen und Pulsieren	3
Angst, innere Erschütterung, Verwirrung	3

Sich der Lust zu öffnen bedeutet nicht notwendigerweise eine angenehme Entspannung – es ist die Hingabe an das, was man ist. Wer daran gewöhnt ist, Sex als garantierten Lusterfüller zu sehen, der quasi auf Knopfdruck funktioniert, wird enttäuscht sein. In diesem Fall setzt man vielleicht besser auf die Klitoris als »Reizknopf«. Sie bringt zwar nicht den maximalen Lustgewinn, funktioniert aber (fast) immer. Die Stimulierung des G-Punktes ist hingegen wie ein Tanz auf dem Vulkan. Er eröffnet uns ein Kaleidoskop innerer Empfindungen, in dem Lust und Schmerz häufig zusammenfallen. Wie in Dantes *Göttlicher Komödie* führt auch hier die Reise ins Paradies über die Stationen der Hölle und des Fegefeuers.

Doch lassen sich diese Erfahrungen nicht verallgemeinern. Die Entdeckung des G-Punktes ist nicht für alle Frauen problematisch. Was man dabei erlebt, hängt in erster Linie von persönlichen Faktoren ab, doch auch davon, in welchem Ausmaß gesellschaftliche Konditionierungen der weiblichen Sexualität verinnerlicht wurden. Beide Aspekte werden wir im Folgenden genauer betrachten.

Wenn der Geist den Geist aufgibt

Eine längere Stimulierung des G-Punktes (mehr als nur ein paar Minuten lang) bewirkt eine Erfahrung von solcher Intensität, dass sie den Geist häufig total überwältigt. Viele Frauen brauchen ein oder zwei Tage, bis sie diese enorme emotionale »Ladung« in ihren normalen

Alltag integrieren können. Bei dieser Massage kommt früher oder später jede Frau an einen Punkt, an dem sie sich mit ihren Ängsten und Schamgefühlen auseinander setzen muss. Die bislang so leisen inneren Einflüsterungen werden nun unüberhörbar.

Chiara

Ich war frustriert, weil ich es offensichtlich nicht schaffte, mich von meinem Partner richtig stimulieren zu lassen. Ich wollte den G-Punkt um jeden Preis finden. Ich hörte die Seufzer der anderen Frauen, die mich störten, und ich litt unter Konkurrenzgefühlen: Einige genossen die Lust (und das ganz schön laut!), ich dagegen war steif wie ein Brett! Diese neue Erfahrung verursachte mir nur Unwohlsein und Verlegenheit. Am schwersten aber fiel es mir, dem Wunsch aufzuhören nicht nachzugeben, als diese unangenehmen Erfahrungen mich überfluteten.

Anhand der statistischen Ergebnisse und Chiaras Erlebnissen wird schnell klar, weshalb viele Frauen den G-Punkt nicht finden. Sogar unter den Frauen, die den runzligen Punkt entdeckt und die typischen Reaktionen wie Brennen und elektrische Schläge verspürt hatten, waren viele nicht über das Entdecken des Punktes hinausgegangen, weil sie sich von den ersten Hindernissen

12.a	*Hatten Sie Schwierigkeiten?*	
	Ja	50
	Nein	15
	Gesamt	*65*

12.b	*Hatten Sie Ängste? Wenn ja, welche?*	
	Angst vor Schmerz oder Unwohlsein	13
	Angst vor Kontrollverlust; Angst, in der Erfahrung unterzugehen	10
	Angst vor zu viel Lust, zu vielen Empfindungen, zu viel Intensität	6
	Sorgen um das Wohlbefinden des Partners	6
	Angst, nichts zu spüren	4
	Angst zu pinkeln	3
	Angst, vor Wut zu explodieren	2
	Angst, der Finger könne nicht eindringen	1
12.c	*Empfanden Sie Scham? Wenn ja, weswegen?*	
	Mich so mit gespreizten Beinen zu entblößen	15
	Wegen der Gerüche und »Säfte«, die ich ausströmte	3
	Weil ich mich so offen zeigte – wie eine Hure	3
12.d	*Gab es Stimmen in Ihrem Kopf? Wenn ja, welche?*	
	Ich schaffe das nie. Ich verdiene es nicht. Bin ich etwa unsensibel?	12
	Ich bin ihm zu anstrengend. Mein Partner schafft das nicht	4
	Es wird mir zu viel. Ich mag nicht mehr. Besser, wir hören auf	3
	So viel Lust ist doch gar nicht möglich	3
	Was tut er denn da?	2
	Ich muss achtsam und präsent bleiben	1
	Es ist doch ekelhaft zu ejakulieren	1

abschrecken ließen. Sie haben die rostige Truhe entdeckt, die den Schatz birgt, aber sich von deren Äußerem täuschen lassen. Sie haben die Kiste mit dem Schatz verwechselt, den Rost auf der Oberfläche für die Juwelen im Innern gehalten. Oder hatten sie gehofft, eine hübsche, strahlende Truhe vorzufinden, ohne zu bedenken, dass diese doch lange Zeit in der Erde vergraben war? Diese naive Haltung ist weit verbreitet.

Was aber ist der Ursprung all dieser Schwierigkeiten? Warum wird die Entdeckung einer tieferen Schicht ihrer eigenen Sexualität für viele Frauen zum Albtraum?

Um dies zu verstehen, müssen wir uns klarmachen, dass wir mit dem G-Punkt nicht eine x-beliebige Körperstelle berühren. Am G-Punkt werden wir im Innersten angerührt, im Zentrum unserer Weiblichkeit. Der G-Punkt ist vermutlich der erotischste Zugang zum Reich des Unbewussten. In einer Psychotherapie oder in der Meditation würden Sie wohl bald auf dieselben Schwierigkeiten und Erfahrungen stoßen, die im Übrigen auch in anderen Momenten des Lebens – vielleicht in sanfterer Form – auf uns zukommen.

Viele Frauen reagieren auf diese innere Begegnung wie auf einen Angriff von außen, gegen den sie sich wehren müssen. In Wirklichkeit aber liegen die Probleme im Inneren. Ob Sie diese nun als Resultat Ihrer Gedanken und Einstellungen sehen oder Ihre Gedanken und Einstellungen als inneres Abbild Ihrer Probleme, Tatsache ist, dass es sich dabei nur um zwei Seiten einer Medaille handelt, der Medaille Ihres Lebens. Vielleicht geht es einfach nur um Folgendes: Sie hatten ein schnelles, supersinnliches Vergnügen mit Garantieversprechen erwartet. Stattdessen müssen Sie sich plötzlich mit den am tiefsten eingewurzelten Problemen Ihres Lebens auseinander setzen. Wenn Sie an die nächste G-Punkt-Massage mit einer anderen Einstellung herangehen, werden Sie feststellen, dass Sie plötzlich nicht mehr nur nach einer neuen erogenen Zone suchen, sondern dass dieser Punkt Ihnen die tiefsten Schichten Ihrer selbst enthüllt.

Für viele Frauen ist Sex in seiner reinsten Form erschreckend. Sobald sie die eingefahrenen Gleise verlassen, den ruhigen, gewohnten Sex mit dem bewährten Partner, erhebt sich die Angst mit ihren tausend verschiedenen Gesichtern. An dieser Stelle sehen wir uns die häufigsten Erscheinungsformen der Angst einmal an. Es sind irrationale Ängste, die gleichwohl real sind, weil sie in unserem Kopf existieren und unsere Entscheidungen beeinflussen.

- Wenn ich meiner sexuellen Energie freien Lauf lasse, wird sie mich aus der gewohnten Bahn werfen. Ich verliere die Kontrolle über mein Leben, kann nicht mehr logisch denken, nicht mehr arbeiten, mich nicht um den Haushalt kümmern.
- Wenn ich meiner sexuellen Energie freien Lauf lasse, entwickelt sie eine Kraft wie ein Vulkan. Ich kann sie nicht mehr handhaben und verletze mich selbst und die Menschen, die ich liebe.
- Mit einer befreiten Sexualität gefährde ich das Gleichgewicht in meiner Beziehung.
- Wenn ich mich sexuell befreie, werde ich zur schamlosen Schlampe.
- Die sexuelle Befreiung hat zur Folge, dass ich es mit allen treiben will, nicht nur mit meinem Mann.
- Wenn meine Sexualität befreit ist, brauche ich häu-

figer Sex. Vielleicht werde ich zu anspruchsvoll für meinen Partner.

- Wenn ich sexuell befreit bin, riechen die Männer das und fühlen sich angezogen wie die Motten vom Licht. Ich werde sie nicht mehr los.
- Und wenn Sie, liebe Leserin, sexuell befreit wären, ... (welche Ängste fallen Ihnen noch ein?)

All diese Ängste bestimmen unser Leben, auch wenn wir meinen, sie unter Kontrolle zu haben. Sie wirken hinein in unsere Fantasien, unsere Träume, in die Krisenzeiten der Beziehung, in unsere Streitigkeiten, in die großen Entscheidungen unseres Lebens. Auch wenn wir bewusst versuchen, ihnen aus dem Weg zu gehen, so scheint der unbewusste Teil in uns sie doch geradezu anzuziehen. Je mehr wir vor ihnen wegzulaufen versuchen, desto unentrinnbarer verfolgen sie uns. Wie unser Schatten.

Sex und Angst sind zwar häufig miteinander verknüpft, doch die Furcht ist keineswegs ein wesentlicher Teil der Sexualität. Sie ist vielmehr ihre Antithese, ihr Schatten. Wenn wir uns vor der eigenen Sexualität fürchten, heißt das, dass wir im ersten Chakra, dem Sexualzentrum, nicht gut verankert sind. Dieses verwirrende Durcheinander löst sich erst, wenn wir zwischen dem sexuellen Verlangen als erstem Impuls und der Angst als der darauf folgenden Reaktion unterscheiden lernen. Erst in diesem Moment erkennen wir, dass Sexualität als Energie schon für sich wertvoll ist, ein kostbares Geschenk an uns selbst, das nur vorübergehend von einer Schicht von Ängsten überlagert wird.

Was die Ängste und Befürchtungen angeht, die während der G-Punkt-Massage an die Oberfläche treiben wie Algen in einem Teich, in den nie frisches Wasser fließt, so verlieren diese ihre Macht über uns, sobald wir sie als das erkennen, was sie sind: Ängste, die mit unserer Sexualität in Zusammenhang stehen, jedoch selten mit realen Erfahrungen. Tatsächlich ist der größte Teil dieser Befürchtungen rein hypothetisch: Welche Frau hätte denn je ihre Familie vernachlässigt, weil sie sexuell befriedigt war?

Dies wiederum bedeutet, dass wir unsere Befürchtungen nicht herunterspielen oder beiseite schieben dürfen. Wir müssen sie ernst nehmen, sie als das sehen, was sie sind: Ängste. Keine echten Erfahrungen, sondern Schatten. Wir sollten lernen, ihnen in unserer Innenwelt den richtigen Platz zuzuweisen, und uns auf die wirklichen Erfahrungen konzentrieren, nicht auf Gespenster. Im Hinblick auf die G-Punkt-Massage heißt das Folgendes: Beobachten Sie alle Ängste, die aufsteigen. Nehmen Sie sie zur Kenntnis, ohne ihnen nachzulaufen. Konzentrieren Sie sich weiterhin auf Ihre Lust, auf Ihre realen Wahrnehmungen, auf das, was in Ihrem Becken und in Ihrem Körper tatsächlich geschieht.

Die Erfahrung, dass alle Sicherheiten sich plötzlich auflösen, wenn wir mit tiefer, lang anhaltender Lust konfrontiert sind, ist ein weiteres Gespenst, das uns Angst macht. Diese neue, schockierende Erfahrung vertreibt uns aus der Festung unserer fixen Vorstellungen, die wir mit der Zeit errichtet haben, aus dem Bollwerk des Ich, dessen Mauern aus den Millionen Gedanken bestehen, die uns einflüstern wollen, wer wir sind, was uns gut tut und was nicht, was Sexualität ist, was Lust und so weiter.

Diese Gedanken zeigen sich meist in der Maske der Selbstkritik und ziehen um uns einen Bannkreis, über den wir uns nicht hinauswagen. Als sei unser Ich zu klein für die Lust, die von innen gegen diese Dämme anbrandet.

Eine Frau, die im Alltag bereits kritisch mit sich ist, wird während dieser Massage unzählige Gründe finden, noch kritischer zu sein, ganz egal, was sie empfindet.

- Empfindet sie Schmerz, wird sie sich sagen: »Ich wusste es. Ich bin einfach zu blockiert. Die anderen Frauen amüsieren sich und ich leide. Beim Sex bin ich wirklich eine Null. Auch beim Orgasmus habe ich immer Schwierigkeiten. Vielleicht ist es besser, ich lasse das Ganze ...«
- Empfindet sie hingegen Lust, läuft folgender innerer Monolog ab: »Andere Frauen haben auch unangenehme Gefühle wie Wut oder Traurigkeit. Die befreien sich wirklich von ihren Schatten. Ob ich wohl etwas falsch mache? Wahrscheinlich gehe ich nicht tief genug! Ich wusste es, ich bin einfach oberflächlich. Eine, die nicht in die Tiefe gehen will, die mit jedem seichten Vergnügen zufrieden ist ...«
- Sieht sie Lichtpunkte, denkt sie: »Na, super. Jetzt habe ich schon Halluzinationen. Einfach absurd. Ich sollte mich weniger von der Fantasie lenken lassen und lieber mit beiden Beinen auf der Erde stehen, mich den konkreten Dingen zuwenden ...«
- Und sieht sie keine Lichter: »Es hieß doch, da sollen Lichter und Visionen auftauchen. Warum passiert bei mir nichts? Vielleicht ist mein Geist einfach zu verschlossen. Vielleicht bin ich nicht spirituell genug ...«

- Wenn sie »nur« eine angenehme Entspannung spürt, reagiert sie vermutlich so: »Oje. Die anderen haben starke Gefühle. Sie arbeiten mit ihren inneren Konflikten, sehen Lichter, haben irre Lustgefühle, nur ich spüre mal wieder gar nichts. Ich bin einfach frigide, ob es jetzt um Sex geht oder um Gefühle.«

Die Beispiele mögen Ihnen übertrieben erscheinen, doch in Wirklichkeit sind sie alles andere als das. Bei jedem Tantrakurs, bei dem wir diese Massage anbieten, finden sich unweigerlich ein paar Frauen, die mit solchen Gedanken zu kämpfen haben.

Meist entsteht die Selbstkritik aus dem Vergleich mit »den anderen«, auch wenn nicht klar ist, wer diese »anderen« sind. Auf jeden Fall sind es die Frauen, die tun, »was alle tun«, die »einfach normal« sind. Wenn man sich am »Normalen« orientiert, hat man den großen Vorteil, scheinbar zu einer Gruppe zu gehören, einer großen Familie, einer Stammesgemeinschaft. Doch der Haken an der Sache ist, dass man dann wirklich so wird wie »die anderen«, das heißt »austauschbar«. Das ist wie mit der Mode. Sexuelle Moden haben eine längere Verfallsdauer als Kleidermoden, doch letztlich folgen sie denselben Gesetzen. Alle Frauen fragen sich, was diesen Sommer in ist, und suchen dann in den Geschäften nach den »richtigen« Sachen. Und so fragt man sich auch, welche Art von Orgasmus gerade angesagt ist, und tut alles, um genau so einen Orgasmus zu haben. Das mag uns Sicherheit schenken, doch wir bezahlen dafür einen hohen Preis: Wir werden nie ganz zufrieden sein. Irgendetwas fehlt einfach. Was das ist, lässt sich meist nur schwer in Worte fassen.

Als unsere Großeltern noch Kinder waren, galt Masturbation nicht allein als Sünde. Man glaubte darüber hinaus, dass sie »blind und dumm« mache. Also vermieden die Frauen es, sich selbst zu stimulieren, und wenn sie es denn doch einmal taten, dann heimlich, voller Angst und Scham. Bis 1980 galt der vaginale Orgasmus als einzige »reife« Form. Also täuschten die Frauen, die keinen hatten, ihn einfach vor. In den 1980er Jahren dagegen verdrängte die Klitoris alles andere. Der »äußere« Orgasmus war das einzig Wahre, und wer nicht ständig Sex mit wechselnden Partnern hatte, schien sowieso ein hoffnungsloser Fall zu sein. Im folgenden Jahrzehnt wandte die allgemeine Aufmerksamkeit sich wieder dem Paarleben zu. Man konzentrierte sich auf die Beziehung, und Sex hatte folglich der Intimität zu weichen.

Es gibt also Moden, denen man sich anpassen kann, indem man ein bestimmtes sexuelles Potenzial auf Kosten eines anderen Aspektes auslebt. Auf diese Weise aber bleibt die Lust immer nur begrenzt. Es fehlt ihr der Facettenreichtum des »umfassenden Ja«, der Ganzheit.

Daher wollen wir mit dem G-Punkt auch keine neue Mode begründen, sondern dem Puzzle ein Teilchen zufügen, das seit jeher vernachlässigt wird. Wir wollen auf keinen Fall, dass Sie jetzt aufhören, sich mit der Klitoris zu beschäftigen, um künftig nur noch den G-Punkt zu stimulieren. Schön wäre es, wenn Sie beides ausprobierten.

Für das persönliche Wachstum ist es nicht wichtig, ob Sie innerhalb oder außerhalb der Norm agieren. Alles, was zählt, ist, dass Sie sich klarmachen, wer Sie sind. Wenn Sie auf einen Glaubenssatz stoßen, der Sie am

Lustempfinden hindert, ist es nicht von Interesse, ob dieser individuell oder kollektiv ist, ob er aus der persönlichen Biografie stammt oder einer geistigen Strömung angehört, die momentan das allgemeine Denken prägt.

Während der G-Punkt-Massage werden alle inneren Stimmen hörbar, ob sie nun persönlich oder gesellschaftlich motiviert sind. Sie hallen laut und deutlich im Kopf wider, als benutzten sie ein Megafon. Sie schreien immer lauter, um unser Selbstbild (was bin ich oder bin ich nicht; was gehört zu mir, was nicht) zu zementieren. Weshalb? Weil die Lust, die vom G-Punkt ausgeht, der schlimmste Feind der mentalen »Gewissheiten« ist. Diese vibrierenden Wogen der Lust bringen fixe Ideen zur Auflösung, wie ein Fluss, der langsam, aber sicher die Felsen am Ufer abschleift. Doch die Fossilien unseres Denkens verteidigen sich gegen den Strom der Lust und klammern sich heftig an ihre kleinen Wahrheiten. So ist die wahre Crux dieser inneren Meinungsschlacht mit diesen Stimmen auch nicht die Überzeugung als solche, sondern die innere Haltung, die sie für wahr hält und danach handelt.

Stellen Sie sich einen Zug vor, der von Freiburg Richtung Norden fährt. Die Richtung ist klar, die Schienen verlaufen in festem Abstand, die Wagons rollen ohne die geringste Störung dahin ... bis Frankfurt, wo die Entscheidung fällt, ob der Zug nach rechts oder nach links fährt, nach Düsseldorf oder Hannover. Ein ganz kleines Stück Gleis (verglichen mit der gesamten Strecke) entscheidet also darüber, wo unser Zug ankommt. Und der Unterschied ist ein bedeutender. Auch in unserem Innenleben gibt es solche Weichen: Gedanken, die über das Endresultat bestimmen, ganz egal, welche Wegstrecke wir bereits hinter uns gebracht haben.

Nun stellen wir uns eine Frau bei der G-Punkt-Massage vor, die Gedanken wie die folgenden hat: »Dieses Ameisenkribbeln überall, diese Hitzewallungen! Uff, was für ein unangenehmes Gefühl! Das ist zu viel! Ich kann es einfach nicht mehr ertragen! Schluss damit! Ich werde meinem Partner sagen, dass er aufhören soll.«

Das hört sich doch ganz logisch an, nicht wahr? Innerhalb dieser festgefahrenen Denkwege scheint alles immer sehr logisch und folgerichtig. Die Frau beendet also die Massage und glaubt, für sich das Beste getan zu haben. Was aber geschieht, wenn wir jeden einzelnen Gedankengang gesondert als Teil des inneren Weges betrachten?

»Dieses Ameisenkribbeln überall, diese Hitzewallungen!«

»Uff, was für ein schreckliches Gefühl!«

»Das ist zu viel! Ich kann es einfach nicht mehr ertragen!«

»Schluss damit! Ich werde meinem Partner sagen, dass er aufhören soll.«

Wenn wir über die bloße äußere Empfindung hinausgehen, werden wir feststellen, dass zwischen diesen vier Gedanken die expliziten Verbindungsstücke fehlen. Und das sind die eigentlichen Weichen im Gedankenstrom: winzige Pausen zwischen einem Gedanken und seinem Nachfolger, welche die Reise kurz unterbrechen und die weitere Richtung bestimmen.

Die erste Weiche findet sich zwischen »Dieses Ameisenkribbeln überall, diese Hitzewallungen!« und dem Folgesatz »Uff, was für ein schreckliches Gefühl!«. Ameisenkribbeln und Hitzewallungen sind zunächst einmal neutrale körperliche Empfindungen ohne jede positive oder negative Wertung. Vielleicht waren sie für die Frau ja neu, und sie hat sie deshalb als »schreckliches Gefühl« eingestuft. Von diesem Moment an aber wird sie ähnliche Empfindungen nicht mehr vollkommen neutral wahrnehmen können. Sie sieht sie nicht mehr als das, was sie sind. Die körperliche Empfindung ist zum unangenehmen Gefühl geworden. Der Weg wird also schwieriger.

Die zweite Weiche findet sich zwischen dem zweiten und dritten Gedankengang. In diesem Moment vergleicht sie ihre augenblicklichen Gefühle mit solchen, die sie bereits kennt. Da sie sie in dieser Stärke noch nie erfahren hat, stuft sie das Bekannte als »richtig« ein, das Neue jedoch als »zu viel«. Damit bezieht sie eindeutig Stellung. Die neuen Empfindungen werden unerträglich, die Reise wird noch unangenehmer.

Auch zwischen dem dritten und dem vierten Gedanken findet sich ein unsichtbares Stück, eine winzige, nicht offen zu Tage tretende Schlussfolgerung, die letztlich bestimmt, wo die Erfahrung endet. Wenn eine Empfindung im Vergleich zum Bekannten sehr viel intensiver ist, eröffnen sich verschiedene Möglichkeiten: Man kann die Empfindung verändern oder die Gewohnheit. Man kann beispielsweise ausprobieren, ob das Unangenehme der neuen Empfindung abklingt, wenn man ein wenig Geduld entwickelt ... Die Frau in unserem Beispiel aber erkennt diese Möglichkeiten nicht. Sie hält es für ausgemacht, dass mit der unangenehmen Empfindung die Reise ihr Ende findet.

Wenn man also die zahlreichen Wahlmöglichkeiten

betrachtet, die sich bei jeder Weiche auftun, kann die Reise auch ganz anders enden, obwohl sie von denselben Empfindungen ausgeht:

»Dieses Ameisenkribbeln überall, diese Hitzewallungen!«

»Das ist alles ganz neu für mich! Was für eine überraschende Erfahrung!«

»Es ist wirklich viel, was da auf mich einstürmt. Wohin mich das Ganze wohl führen wird?«

»Aaah, mach weiter, bitte mach weiter. Mehr! Mehr!«

Der Ausgangspunkt war derselbe, die Empfindungen dieselben, doch wenn wir diesmal beobachten, was sich zwischen den expliziten Gedanken abspielt, hat die Betroffene dieses Mal ihre Wahlmöglichkeiten anders genutzt. Schon bei der ersten Weiche ist sie in eine andere Richtung gegangen, hat sich dem Neuen geöffnet und daher ein völlig anderes Ziel erreicht als beim ersten Mal. Kein generell besseres Ziel, aber sicher ein lustvolleres.

Was aber können wir tun, um uns der Weichen zwischen den mentalen Gleisen bewusst zu werden? Wie können wir den Mustern auf die Spur kommen, mit denen wir unsere Gedanken verknüpfen? Wie können wir schließlich aus den Automatismen ausbrechen, aus den persönlichen und gesellschaftlichen Konventionen, die unser Lustempfinden stören? Dazu gibt es verschiedene Möglichkeiten, die jedoch alle auf dasselbe abzielen:

- Unsere Gedanken als das zu betrachten, was sie sind: Meinungen, keine unumstößlichen Wahrheiten!
- Sich die Weichen im Gedankenstrom immer mehr bewusst zu machen und wie sie von einem Gleis zum anderen führen.

- Sich auf die körperlichen Empfindungen zu konzentrieren, auf die ursprüngliche Wahrnehmung, ohne diese durch die Brille fixer Ideen zu sehen und mit Etiketten zu bewerten.

Die folgenden Tipps sind bei der G-Punkt-Massage nützlich, doch sie dienen auch ganz allgemein dazu, die eigene Sexualität besser auszuleben. Sie können diese Techniken benutzen, um ihre emotionalen Beziehungen zu verbessern, oder eine regelrechte Meditation daraus machen.

- *Sprechen Sie alles aus, was Sie empfinden.* Das gilt sowohl für Gedanken als auch für körperliche Empfindungen und Emotionen. Wenn Sie den Dingen einen Namen geben, können Sie sie unterscheiden. Sie werden klarer, sodass Sie erkennen können, welche ursprünglichen Wahrnehmungen aus dem Kontakt (in diesem Fall dem Druck durch den Finger) hervorgegangen sind und welche Gedankenketten sich an die ursprüngliche Empfindung hefteten. Was spüren Sie unmittelbar? Was fügen Sie danach hinzu? Wenn Sie ein Tagebuch führen, können Sie nach der Massage den gesamten inneren Dialog darin festhalten. Dies ist eine gute Gelegenheit, um diesem Unterschied nachzugehen.
- *Sprechen Sie alles aus, was Ihnen durch den Kopf geht.* Reden Sie unaufhörlich und beobachten Sie die Worte, die aus Ihrem Mund kommen. Klammern Sie sich nicht an einem Gedanken fest, indem Sie ihn ständig wiederholen. Lassen Sie ihn mit den Worten gehen, ohne noch groß darüber nachzudenken. So

können Sie beispielsweise sagen: »Ich will aufhören!« Dies ist ein Gedanke wie viele andere. Sie müssen ihm nicht nachgeben. Machen Sie mit der Massage weiter. Vielleicht sagt Ihr Mund ja »Nein, nein, nein ...«, während Ihr Körper »Ja, ja, ja« sagt. Verleihen Sie den verschiedenen Stimmen in Ihrem Inneren Ausdruck, auch wenn es gleichzeitig ein Ja und ein Nein gibt. Vielleicht fällt es Ihnen anfangs schwer, Worte zu finden, aber mit ein wenig Übung und Geduld sich selbst gegenüber wird Ihre Sprache sich zu einem äußerst feinen Ausdrucksmittel entwickeln. Sie werden die Begriffe entdecken, die Ihrem Erleben am nächsten kommen. Dann wird es immer leichter für Sie, Ihre Wahrheit auszudrücken.

- *Lassen Sie Ihrer Kehle ursprüngliche Laute entspringen statt Wörter.* Diese machen den Kopf frei und tragen Sie unmittelbar in die ältesten Gehirnregionen, die mit der Sexualität viel enger verknüpft sind als die für das logische Denken zuständigen Teile des Großhirns. Auf diese Weise denken Sie nicht nach, denn für die Lust ist Denken meist Gift. Der Laut hingegen kommt aus dem Körper, aus dem animalischen Teil unserer selbst. Er spiegelt getreulich jedes Gefühl wider, ohne von den mentalen Konzepten eingeschränkt zu werden.

Was aber sollte man während der Massage auf jeden Fall vermeiden? Was ist es, was uns von der unmittelbaren Wirklichkeit des Erlebens, Verstehens und Lustempfindens wegbringt?

- *Vermeiden Sie lange Reflexionen oder Gespräche mit Ihrem Partner.* Heben Sie sich das für später auf. Im

Moment würde Sie dies nur von der eigenen Wahrnehmung ablenken, weil es die Aufmerksamkeit im Kopf bindet, statt sie in die Vagina hinabsinken zu lassen. Konzentrieren Sie sich auf das, was im Körper geschieht: Der Körper »begreift« das Geschehen von sich aus, während der Geist noch nach der richtigen Antwort sucht.

- *Vermeiden Sie es, das Erlebte zu rationalisieren.* Machen Sie nicht aus jedem neuen Gefühl, aus jeder Begegnung eine Therapie. Lassen Sie sich von jenen inneren Ereignissen, die jenseits aller Logik, aller sinnlichen Wahrnehmung stehen, mitreißen. Gehen Sie über das hinaus, was Sie fühlen, sehen oder anfassen können. Verlassen Sie das Reich des allzu Bekannten.
- *Achten Sie auf alle Gedanken, die Ihnen ein »nicht normal« signalisieren wollen.* In anderen Worten: Passen Sie auf, wenn sich nach einem klaren Lustgefühl Gedanken einschleichen wollen, die versuchen, diese Erfahrung auf das zurückzuführen, was »normal«, d.h. bekannt ist. Bleiben Sie der Erinnerung an das Körpergefühl treu: Darin steckt Ihre Wahrheit, auch wenn diese nicht auf Anhieb verständlich ist.

Häufig klagen Frauen darüber, dass es schwierig sei, jede Wahrnehmung mit Worten auszudrücken und gleichzeitig den Geschehnissen freien Lauf zu lassen. Es fällt ihnen schwer, das Erlebte zu beschreiben. Teilweise liegt dies daran, dass die modernen europäischen Sprachen (verglichen mit den altindischen Sprachen Sanskrit oder Pali) wenig Worte für die Beschreibung innerer Vorgänge wie Seelenzustände, subtile Bewegungen im

Geist oder Bewusstseinsschichten bereithalten. Lassen Sie sich daher nicht von der Suche nach dem »richtigen« Ausdruck zur Verzweiflung treiben, sonst sagen Sie bald gar nichts mehr. Verweilen Sie in der Unmittelbarkeit der Erfahrung. Nehmen Sie das erste Wort, das Ihnen in den Sinn kommt und das den ursprünglichen Impuls beschreibt, auch wenn dies auf Kosten der sprachlichen Schönheit geht. Wenn Sie an einem bestimmten Punkt feststellen, dass Sie zwei (oder mehrere) Empfindungen zugleich haben, die einander vielleicht auch noch widersprechen, müssen Sie sich nicht für eine entscheiden: Drücken Sie alles aus. Das gleichzeitige Auftauchen von entgegengesetzten Wahrnehmungen, verschiedenen Emotionen, der Wechsel zwischen zwei oder mehreren Polen ist ein typisches Phänomen bei der Stimulierung des G-Punktes.

Gefühle im Schatten

Wird der G-Punkt mit dem Finger oder dem Penis berührt, so führt dies energetisch sofort ins Sexualzentrum oder ins erste Chakra, wie es im Yoga bzw. Tantra genannt wird. Dort erfahren wir reine Lust, puren Sex. Dort ist die Art von Erotik zu Hause, die – vor allem bei Frauen – gemeinhin als lieblos und schmutzig gilt. Erfährt man sie, verbirgt man diese Erfahrung möglichst. Hier geht es um das fleischliche Vergnügen, ohne Bindung und ohne Gefühle: Sex um der sexuellen Erfahrung willen. Für die Frau ist dies die Lust auf Penetration, das Verlangen, »genommen« zu werden.

Im ersten Chakra ist in energetischer Hinsicht auch der Körper angesprochen sowie das Vertrauen in die Existenz schlechthin. Wenn man diese Energie befreit und lebt, schenkt uns dies eine unbändige Kraft, eine Energie, die während der Jahrhunderte der sexuellen Unterdrückung der Frau weitgehend verloren ging. Wenn Sie als Frau sich diese Quelle wieder aneignen, können Sie daraus eine Kraft ziehen, die sich niemals erschöpft. Diese wiederum ist die Grundlage für das Vertrauen in sich selbst, in das eigene Sein. Wem dieses Selbstvertrauen zur Verfügung steht, der muss nichts zu seiner Erhaltung tun. Es ist einfach da – unabhängig von allem, was man denkt oder tut. Es schenkt uns einen inneren Raum, in dem wir ausruhen können und Frieden finden. Die Körperwahrnehmung ist hier von einer ruhigen Stabilität geprägt, die nichts aus dem Gleichgewicht bringt; das Ich kann sich ausdehnen. Die Meditation wird zum Normalzustand: das einfache Bewusstsein der Existenz.

Die reine Lust zu entdecken, die sich im Körper ausbreitet, ist kein einfacher Prozess, der immer glatt und folgerichtig verläuft. Früher oder später stoßen wir dabei auf unseren Charakterpanzer, die Gesamtheit chronischer (und muskulärer) Spannungen, die uns mit den Jahren nicht mehr als Hemmnis auf unserem Weg zur Lust erscheint, sondern irgendwann einmal zum Normalzustand wird. Diese Spannungen werden uns zur Gewohnheit, und deshalb empfinden wir sie nicht mehr als unangenehm. Ganz im Gegenteil: Unerträglich scheinen sie dann zu werden, wenn sie sich auflösen, wenn der erste schwache Anschein von Lust sich durch den Panzer kämpft, wie dies während der G-Punkt-Massage geschieht. Wir haben Frauen erlebt, die ein durchaus befriedigendes Sexualleben hatten, doch nach zwei Stunden Fingermassage in der Vagina begannen sie plötzlich zu schreien wie am Spieß. Und dabei war ihr Partner keineswegs – wie man glauben könnte – unsensibel oder grob. Nein, sie wurden mit Zartheit und Einfühlungsvermögen massiert. Doch wenn der G-Punkt lange Zeit massiert wird, reißt dies alle Barrieren nieder. Das Unbewusste bricht sich Bahn, und der Körper, der an so viel Lust nicht gewöhnt ist, reagiert entsprechend.

An diesem Punkt ist es wichtig, zwischen echtem körperlichem und energetischem Schmerz zu unterscheiden: Der Erste rührt vielleicht von zu starkem Druck her, von zu schneller Bewegung oder Ähnlichem. Letzterer jedoch ist eine Abwehrreaktion gegen die intensive Lust, welche die Frau nun überflutet.

Während dieser Massage wird die sexuelle Energie befreit, wodurch sie allmählich ansteigt. Sobald das maximale Niveau, an das wir gewöhnt sind, überschritten ist, erfahren wir auch Stress, selbst wenn dieser sich lustvoll anfühlen kann. Wir bewegen uns nicht mehr auf sicherem Gelände, verlieren unsere Mitte, unsere Präsenz. Der Körper wird von Energie gleichsam aufgebläht, die Lust erfüllt ihn. Diese enorme energetische Ladung wird irgendwann zu viel. Dann kommt es meist zu typischen Reaktionen:

- Man erlebt einen normalen Orgasmus, wodurch die extreme Spannung abgebaut wird.
- Man gibt sich Zärtlichkeiten, Nettigkeiten, Tändeleien hin, um dem allzu lustvollen puren Sex aus dem Weg zu gehen.

- Man wird ungeduldig und nervös und möchte, dass all das sofort aufhört.
- Man stürzt sich geradezu in innere Dramen und »Filme«, damit die aufgestaute Energie sich in vertrauten, weniger Furcht erregenden Emotionen entlädt.
- Oder man versinkt in seiner Gedankenwelt, wie wir oben bereits gesehen haben, um der körperlichen Seite der Energie Herr zu werden.

Wie ein Fluss bei Hochwasser allen Unrat mit sich reißt und ihn langsam wieder ablädt, so bringt auch die sexuelle Energie, die über die Ufer der Gewohnheit tritt, die Verletzungen der Weiblichkeit ans Tageslicht, welche die Betroffenen erlebt haben. Das können sein:

- Ein traumatischer Schwangerschaftsabbruch
- Eine schwierige Geburt
- Vergewaltigung oder sexuelle Belästigung
- Simulierte Lust, vorgetäuschte Orgasmen
- Das Bedauern darüber, sich niemals gehen zu lassen
- Eine wilde, ursprüngliche Kraft, die von der Gesellschaft tabuisiert wurde

Viele dieser Verletzungen finden durch die Entdeckung und Stimulierung des G-Punktes Heilung. Bei der Massage kann die betroffene Frau ein verletzendes oder traumatisches Ereignis ans Licht des Bewusstseins heben und dafür eine Lösung finden. In der behüteten Atmosphäre der Massage können Emotionen, die mit einem Trauma verbunden sind, noch einmal in aller Sicherheit durchlebt werden. Man weint, ohne in Selbstmitleid zu verfallen, und stellt die nötigen Verbindungen zum heutigen Erleben wieder her. Man begreift das Vorgefallene vom Standpunkt des inneren Regisseurs aus, nicht so sehr von dem des Opfers. Und man verändert mit Hilfe des Partners die im Körper gespeicherte Erinnerung, sodass sie dem eigenen Lusterleben nicht mehr hinderlich ist.

Dies geht nicht nur Frauen an, die offenkundige Traumata oder tiefe Verletzungen erlitten haben. Fast alle Frauen (beinahe 80 Prozent) erleben solche intensiven Gefühle, auch wenn sie mit ihrer Sexualität glücklich sind, keine Orgasmusprobleme und eine positive Beziehung zum eigenen Körper haben.

13.a	*Haben Sie Gefühle und Emotionen verspürt?*	
	Ja	51
	Nein	14
	Gesamt	*65*
13.b	*Wenn ja, welche?*	
	Liebe zum Körper, Mitgefühl, Zärtlichkeit, Rührung und Dankbarkeit	20
	Traurigkeit, heftiges Weinen	15
	Verzweiflung, Verletzlichkeit, Ausweglosigkeit	14
	Wut	13
	Freude, Heiterkeit, Befreiung	10
	Angst	7
	Innere Stille, Ruhe, Frieden, Verschmelzen mit der Welt	6
	Starke Verwirrung	3
	Vertrauen	2

Gaia
Als ich die anderen Frauen weinen hörte, spürte ich mit einem Mal, wie viel Schmerz ich in mir trug, einen Schmerz, der mir die Brust erfüllte und den Atem abschnürte. Als Reaktion darauf wurde ich in einigen Momenten auf meinen Mann furchtbar wütend wie eine echte Xanthippe. Ich bin ihm dankbar, dass ich mich auch einmal so fühlen konnte, ohne große Dramen auszulösen.

Sabrina
Ich habe von Anfang bis Ende nur tiefen Frieden gefühlt.

Romina
An einem bestimmten Punkt während der Massage brach ich in Tränen aus. Ich verstand plötzlich, dass meine Emotionen die Lust blockierten, indem sie Spannungen im Körper verursachten. Genauer gesagt war es nicht die Emotion, welche die Blockade verursachte, sondern meine fürchterliche Art, damit umzugehen. Ich habe mich immer für eine starke Frau gehalten, die stoisch jedes Problem erträgt, doch diese lange »Anwesenheit« des Fingers in meiner Vagina hat in mir eine echte Krise ausgelöst, die – obwohl ich versuchte, sie unter den Teppich zu kehren – mich innerlich gelockert hat. Heute bin ich froh, dass ich mich so habe gehen lassen. Ich hatte seit Jahren nicht mehr geweint.

Debora
Ich hatte höchst seltsame Empfindungen, je nachdem wie mein Mann seinen Finger in meinem Schmetterling bewegt hat. Immer wenn er die Lage veränderte, sei es nun schnell oder langsam, veränderten sich auch meine Gefühle, und das gab mir doch zu denken. Einem anfänglichen Wohlgefühl folgte Freude, dann Trauer, schließlich vollkommene Verzweiflung.

Doch die Erfahrung war eben noch erträglich, und so begann ich, mit dem Atem zu experimentieren, ihn zu verändern, auszudehnen, und dabei zu beobachten, wie meine Gefühle sich in Abhängigkeit von meinem Atem änderten.

Der G-Punkt ist ein geradezu magischer Fleck: Einerseits führt er uns an einen Punkt, an dem wir puren Sex ohne jedes Gefühl erleben, andererseits trägt er uns tief ins Meer unserer Emotionen hinein. So reagieren manche Frauen mit einem Anflug von Traurigkeit, andere können sich vor Tränen gar nicht mehr retten. Doch egal, ob wir nun Freude, Befreiung, Zärtlichkeit oder Zorn erleben, wichtig ist, dass unsere emotionalen Blockaden sich auflösen. In diesem Moment zählt nur, wie tief wir uns auf diese Emotion einlassen können, damit wir auch noch den subtilsten Hauch erfassen und ausleben können, damit wir sie zu ihrem Gipfelpunkt gelangen und dann allmählich verschwinden lassen können.

Meist haben wir den Eindruck, dass unsere Emotionen aus dem Nichts entstehen, weil wir nicht wissen, dass unser Körper in der Lage ist, sie im Gewebe zu speichern. Erst wenn wir sie in ihrer Fülle erfahren haben, werden wir uns ihrer bewusst. Erst im Moment des Loslassens, in dem wir eine ungeheure energetische Leichtigkeit erfahren, wird uns klar, dass der Körper sich von einer gewaltigen Last befreit hat.

Viele Gefühle sind absolut unvorhersehbar. Wenn während der ersten Massage Freude und Heiterkeit vorherrschten, bedeutet das nicht, dass die zweite genauso verlaufen wird. Stattdessen versinken wir vielleicht in einem Meer von Traurigkeit. Sogar im Verlauf derselben Sitzung tauchen meist mehrere der im obigen Fragebogen-Ausschnitt genannten Gefühle auf. Und vermutlich noch viele mehr, die nur die Betroffene selbst kennt. Ruhe, Befreiung, Selbstvertrauen, Zärtlichkeit sind gängige Reaktionen, aber auch andere, die man in diesem Zusammenhang eher nicht erwartet, tauchen gar nicht so selten auf: Wut, Verzweiflung oder Angst zum Beispiel.

Wenn diese Gefühle sich nicht nacheinander bemerkbar machen, sondern alle auf einmal die Bühne betreten, dann wird aus dem fließenden Ineinander-Übergehen ein rasendes Crescendo, das in ein echtes emotionales Chaos münden kann, einen Cocktail aus Angst und Lust. Diese Erfahrung verunsichert, weil plötzlich nicht mehr die einzelne Emotion im Vordergrund steht, an die wir uns klammern, um dann sagen zu können: »Ich bin glücklich« oder: »Ich bin wütend«. Doch wenn wir nur einen Funken Entdeckergeist besitzen, dann reiten wir auch auf den hohen Wellen der emotionalen Verwirrung, um selbst im Unkontrollierbaren die Befreiung zu suchen. Denn auch im steten Wandel findet sich ein sicherer Pol von köstlichem Geschmack.

Was aber kann uns bei dieser Reise in die Vielfalt der Gefühlswelt helfen? Welcher Kompass geleitet uns sicher durch das Auf und Ab der Emotionen?

- *Leben Sie jedes Gefühl so, wie es in Ihrem Körper auftaucht.* Machen Sie es weder größer noch kleiner. Denken Sie nicht: »Das ist wirklich wichtig, darauf muss ich mich konzentrieren.« Oder: »Das ist doch völlig nebensächlich. Damit will ich mich nicht beschäftigen.«
- *Machen Sie Ihre Gefühle nicht von dem abhängig, was Ihr Partner tut.* Vielleicht streichelt er Sie liebe-

voll, Ihnen aber ist nach Weinen zumute oder nach Wut. Vielleicht übt sein Finger gerade wirklich starken Druck aus, und Sie entspannen sich lustvoll ohne das geringste Problem.

- *Wundern Sie sich nicht, wenn Sie lange Zeit gar nichts spüren.* Es will einfach nichts auftauchen: weder Lust, noch Schmerz, einfach gar nichts. Die emotionale Wüste, kein Anzeichen am Horizont. Akzeptieren Sie diese Augenblicke, auch wenn Sie sie nicht gerade umwerfend finden. Dies gilt vor allem, wenn Sie in Ihrem Leben immer nach starken Emotionen verlangen.
- *Wenn Sie das Bedürfnis haben, lassen Sie sich ruhig erregen.* Manche Frauen finden die Stimulierung des G-Punktes nicht angenehm, wenn sie nicht ein klein bisschen erregt sind. In diesem Fall bitten Sie Ihren Partner, Sie ein wenig zu erotisieren, bevor er den G-Punkt massiert.
- *Nicht klammern!* Wenn Sie sehr lustvolle Momente erleben, machen Sie sich bewusst, dass auch diese vorübergehen werden. Versuchen Sie also nicht, sie festzuhalten oder sich allein darauf zu konzentrieren, nur weil Sie diese Momente am liebsten mögen. Dann nämlich würde der Verlust Sie unvorhergesehen treffen und wäre doppelt so herb.
- *Öffnen Sie sich von neuem.* Wenn nach einem klaren, bekannten, eindeutigen Gefühl ein unklares, schwer greifbares, unbekanntes Gefühl auftaucht, erlauben Sie sich, auch dieses voll bewusst zu erleben.

Und was kann der Mann tun, um sich als guter Begleiter zu erweisen, wenn seine Partnerin auf ihrer Reise durch die emotionale Landschaft so intensive und extreme Erfahrungen macht, dass ihm dabei nur noch der Mund offen stehen bleibt und er mit Schrecken oder Sorge reagiert?

- *Bleiben Sie körperlich präsent.* Sprechen Sie nur, wenn es nicht zu umgehen ist. In diesem Zusammenhang sind Worte weit weniger nützlich, als man gemeinhin glaubt. Trösten Sie Ihre Partnerin nicht. Spielen Sie nicht den Therapeuten. Vor allem aber: Nehmen Sie ihre Gefühle nicht persönlich.
- *Verankern Sie sich im Atem.* Eine Frau in diese inneren Reiche zu begleiten ist eine ausgezeichnete Gelegenheit, um meditieren zu lernen. Man bleibt persönlich offen und beobachtet, ohne Stellung zu nehmen.
- *Lassen Sie sich nicht von Schuldgefühlen überwältigen, wenn Ihre Partnerin weint oder es ihr offenkundig schlecht geht.* Ihre Emotionen haben nichts mit Ihnen zu tun. Sie haben nichts falsch gemacht. Dieser Ansturm der Gefühle ist völlig normal. Es ist vielmehr ein Geschenk der Frau, wenn sie sich solch intensiven Empfindungen in Ihrer Gegenwart hingibt. Nehmen Sie diese Empfindungen an. Atmen Sie sie ein. Lassen Sie sich von den Emotionen überfluten, ohne den Kontakt mit Ihrer Männlichkeit zu verlieren und den kontinuierlichen Druck Ihres Fingers zu verringern. Viele Männer überkommen in dieser Situation Zweifel. Sie fragen sich, ob sie auch alles richtig machen. Ja doch! Sie machen Ihre Sache gut. Die Tatsache, dass die Frau dabei intensive Gefühle erfährt, ist der Beweis.

- *Ziehen Sie in Erwägung, das männliche Gegenstück zum G-Punkt zu erkunden.* Wenn Sie sich über diese intensiven Reaktionen wundern und glauben, dass dies doch etwas typisch Weibliches sei, geprägt von Angst vor der Sexualität und Schwierigkeiten, sich im ersten Chakra zu öffnen, dann machen Sie doch die P-Punkt-Massage, wie wir sie in unserem Buch *Tantra – Bewusstseinsentwicklung und sexuelle Ekstase* (S. 240 ff.) beschrieben haben. Wenn Sie all dies erst einmal selbst erlebt haben, wird es Ihnen leichter fallen zu begreifen, was es heißt, sich der empfangenden Seite der Sexualität hinzugeben. Vielleicht entdecken Sie damit eine erotische Dimension, von der Sie nie zu träumen gewagt hätten. Die Massage des P-Punktes ist eine gute Möglichkeit, sich mit der eigenen Weiblichkeit auseinander zu setzen, mit der »inneren Frau«, und so diesen Ozean an Gefühlen und Empfindungen kennen zu lernen, die das Dasein Ihrer Partnerin prägen.

Mitunter bringt die Massage auch typische Mann-Frau-Probleme ans Licht, die zu echten Schwierigkeiten in der Beziehung werden können: sich vom Partner verlassen fühlen, sich vom Partner nicht ernst genommen fühlen, das Leiden an alten Verletzungen, verdeckter Groll gegen den Partner, latente Konflikte, die sich scheinbar an Kleinigkeiten entzünden.

Was man lieber verschweigt

Vielleicht ist gerade die Tatsache, dass die Stimulierung des G-Punktes eine so ungeheure Vielzahl nicht immer angenehmer Empfindungen auslöst, der Grund dafür, dass sowohl die Wissenschaft als auch die öffentliche Meinung dem G-Punkt recht ambivalent gegenüber zu stehen scheinen.

Tantra jedoch setzt sich seit jeher mit intensiven Emotionen auseinander, daher ist der G-Punkt für uns ein Thema unter vielen. Die Frauen, die sich an uns wenden, wissen von Anfang an, dass sie sich bei ihrer inneren Suche auch mit dem G-Punkt befassen werden. Weil wir wissen wollten, wie Frauen außerhalb unseres Arbeitsbereiches sich über den G-Punkt informieren, haben wir verschiedene Gynäkologen befragt, wie viele Patientinnen sie diesbezüglich um Rat fragen. Einer meinte daraufhin: »In den zwanzig Jahren, die ich meine Praxis betreibe, hat mich noch nicht eine Frau nach dem G-Punkt gefragt.« Ein anderer antwortete: »Es passiert eher selten, dass Frauen danach fragen.« Ein Dritter: »Dieses Thema gehört nicht unbedingt in die Praxis des Gynäkologen.« So oder so ähnlich ging es weiter.

Rossana Cirillo hingegen, eine Gynäkologin aus Genua, die an unseren Tantrakursen teilgenommen hatte, interessierte sich von Anfang an auch für unsere Forschungsarbeit. Sie kehrte die Rollen einfach um. Statt eine Statistik über die Tatsache zu erstellen, dass Frauen beim Gynäkologen scheinbar nie spontan Informationen über den G-Punkt fordern, befragte sie in ihrer Praxis die Frauen direkt. Um den Zufallscharakter der

Befragung sicherzustellen, fragte sie, nachdem sie beschlossen hatte, diesbezüglich Informationen zu sammeln, einfach die nächsten 65 Frauen, die zu ihr in die Praxis kamen, ob sie wüssten, was der G-Punkt sei. Das Ergebnis war doch recht überraschend: Viele Frauen, die spürten, dass die Gynäkologin ihres Vertrauens sich auch für ihre Sexualität interessierte, ergriffen die Gelegenheit beim Schopf und kamen ihrerseits mit Fragen, die sie noch nie zu stellen gewagt hatten. Sie fragten die Ärztin nicht nur über den G-Punkt aus, sondern auch über den Orgasmus und andere Themen, die mit Sexualität zu tun haben.

Wenn wir die Antworten dieser Frauen mit denen der 65 Frauen aus unseren Tantrakursen vergleichen, die den Fragebogen ausfüllten, stellen wir fest, dass unter ihnen sehr viel weniger über den G-Punkt Bescheid wissen: 31 Frauen aus der gynäkologischen Praxis kannten diesen Bereich ihres Körpers, während es in den Tantrakursen 53 waren. Dies ist nicht weiter überraschend, denn Menschen, die einen Kurs über das bewusste Erleben der Sexualität machen, sind gewöhnlich besser über das Thema informiert.

Wenn wir hingegen die Antworten auf die Frage vergleichen, wie viele Frauen den G-Punkt körperlich erfahren haben, schrumpft die Differenz zusammen. Wenn wir die vier Frauen mitzählen, die einen vaginalen Orgasmus hatten, ohne den G-Punkt zu kennen, dann kommen wir in beiden Gruppen auf die gleiche Anzahl Frauen, die den G-Punkt konkret erfahren haben, nämlich 19.

	Cirillo-Befragung	Tantrakurse
Haben Sie schon einmal vom vom G-Punkt gehört?		
Ja	31	53
Nein	34	12
Gesamt	*65*	*65*
Wenn ja, wie?		
Ich habe darüber gehört oder gelesen	16	32
Ich habe ihn konkret körperlich erfahren	15	19
Ich habe eine vage Vorstellung bzw. Empfindung	9	13
Ich kenne den G-Punkt nicht, habe aber vaginale Orgasmen erfahren	4	0

Das Ergebnis der beiden Befragungen legt die Vermutung nahe, dass etwa ein Drittel der Frauen den G-Punkt körperlich erlebt, unabhängig davon, ob sie darüber Bescheid wissen oder nicht.

Wir finden dieses Resultat ermutigend, denn die Aussagen zum G-Punkt gehen weit auseinander und sind oft alles andere als klar. Wissenschaftlern und Ärzten ist er meist unbekannt. Hingegen bezeichnen ihn die glühenden Propagandisten des G-Punktes (von denen es im Internet eine Menge zu geben scheint) als die Quelle reiner Lust und gefallen sich in fast schon pornografischen Orgasmus-Beschreibungen. Die schwierigen Momente der G-Punkt-Erfahrung hingegen, die in diesem Kapitel angesprochen wurden, werden völlig ausgeblendet.

Zwischen diesen beiden so unterschiedlichen Polen sieht sich die Frau, die einfach nur Informationen sucht, ziemlich allein gelassen.

Unsere Untersuchungen ließen uns auf ein weiteres Tabuthema stoßen, das uns aufhorchen ließ. In der gynäkologischen Fachliteratur wird – wenn auch selten und sehr zurückhaltend – immer wieder von Frauen berichtet, die während der Geburt eine orgasmische Erfahrung machen. Diese könnte durchaus durch eine Stimulierung des G-Punktes während der Austrittsphase hervorgerufen werden.

Häufig konnten die wenigen Studien zu diesem Thema nicht einmal zu Ende geführt werden. So unterband das italienische Gesundheitsamt eine entsprechende Untersuchung in einem Krankenhaus mit der Begründung, es handle sich dabei um »ein Attentat auf die heilige Institution der Mutterschaft«.[1] Die Tatsache, dass eine Frau während der Geburt Lust empfindet, stört also offensichtlich die atavistische Vorstellung, nach der die Geburt immer allein mit Schmerz verbunden sein muss.

Wenn wir also die herrschende Ideologie rund um die weibliche Sexualität betrachten und die daraus resultierenden inneren Konflikte in Betracht ziehen, welche wir sehr gut an den 180 Frauen beobachten konnten, die sich auf die Suche nach ihrem G-Punkt machten, fragen wir uns, ob Geburten nicht weit weniger schmerzhaft verlaufen würden (auch wenn wir keine Geburtshelfer sind), wenn die Frauen wüssten, dass der Geburtsvorgang auch mit Lust verbunden sein kann.

Auch Frauen ejakulieren

Ein weiteres Tabu ist die weibliche Ejakulation. Wir sprechen nicht von der Gleitflüssigkeit, welche die Vagina produziert, wenn die Frau erregt wird, sondern vom Ausstoß einer Flüssigkeit während des Orgasmus und danach. Viele Frauen wissen darüber nicht Bescheid oder schämen sich sogar, wenn dies geschieht. Und die Wissenschaft konnte bisher nicht eindeutig feststellen, woher diese Flüssigkeit stammt. Manche Sexualwissenschaftler nehmen an, dass sie von den Paraurethraldrüsen produziert wird, andere wiederum glauben, dass sich ein gewisses Quantum Urin in diese Flüssigkeit mischt. Sicher ist derzeit nur, dass diesbezüglich verschiedene Untersuchungen durchgeführt werden.

Offenkundig aber besteht eine gewisse Einigkeit über den Prozentsatz der Frauen, die solch eine Ejakulation erleben. Von 1230 Frauen, die von Carol Darling, Kenneth Davidson und Colleen Conway-Welche befragt wurden, gaben 39,5 Prozent an, beim Orgasmus schon ejakuliert zu haben.[2] Sabine zur Nieden gibt an, dass unter den 309 von ihr interviewten Frauen 33,1 Prozent mindestens einmal eine Ejakulation hatten, während 29,2 Prozent sich dessen nicht sicher waren.[3] In unseren Beobachtungen an 180 Frauen haben wir diesem Phänomen anfangs keine besondere Aufmerksamkeit geschenkt. In unserem Fragebogen, der von 65 Frauen ausgefüllt wurde, gaben zur Frage Nr. 23 insgesamt 24 von 65 Frauen (also 37 Prozent) an, eine solche Erfahrung gemacht zu haben. Weitere 5 Frauen (7 Prozent) waren sich dessen nicht sicher. Die Zahlen lassen den

Schluss zu, dass etwa ein Drittel der Frauen Erfahrungen mit der Ejakulation hat.

23 *Was wissen Sie über weibliche Ejakulation?*	
Ich habe noch nie davon gehört	9
Ich habe davon gehört oder gelesen, kenne sie aber nicht aus eigener Erfahrung	27
Ich kenne sie aus eigener Erfahrung	24
Ich bin nicht sicher	5

Eleonora
Beim ersten Mal dachte ich noch, die ganze Flüssigkeit stamme von ihm, doch dann wurde mir klar, dass das nicht so sein konnte. Es war ja viel mehr, als normalerweise von ihm kam. Eine Zeit lang stürzte mich das in tiefste Verlegenheit. Ich hatte das Gefühl, das Bett »nass« zu machen, sodass ich mich richtig schämte. Immer wenn wir uns liebten, ging ich vorher auf die Toilette, aber das änderte überhaupt nichts. Ich verstand einfach nicht, wo all die Flüssigkeit herkam, bis ich in einer Zeitschrift einen Artikel über »weibliche Ejakulation« fand. Als eine Frau aus der Familienberatung mir versicherte, dass das ein ganz normales Phänomen sei, beruhigte ich mich wieder und erzählte alles meinem Freund. Erst da konnte ich mich an dem gemeinsam erlebten Höhepunkt freuen. Seitdem ist alles viel intensiver, ja wunderbar geworden.

Beatrice
Früher wusste ich gar nicht, dass es so etwas wie weibliche Ejakulaton gibt. Heute kann ich sie während der Masturbation ganz leicht herbeiführen. Ich stimuliere meinen G-Punkt mit dem Mittelfinger der rechten Hand, weil ich darin mehr Kraft

habe als in den anderen Fingern. Wenn ich so weit kommen will, muss ich eine kontinuierliche Vibration erzeugen. Wenn es dann geschieht, entspanne ich mich ganz innen drin. Wenn ich eine ganze Woche lang nicht ejakuliert habe, fühle ich mich scheußlich. Es tut mir nur Leid, dass ich das nie mit meinem Mann erlebt habe. Leider bin ich so konventionell erzogen worden, dass ich mich mit ihm nie so gehen lassen kann wie allein. Das macht mich ein bisschen traurig.

Lucrezia
Ich habe die Ejakulation mehrere Male mit einem ganz wundervollen Mann erlebt. Zu ihm hatte ich eine starke, ernsthafte Bindung. Ich liebte ihn sehr, und mit ihm Liebe zu machen war eine unglaubliche Erfahrung. Meine Empfindungen während der Ejakulation unterschieden sich stark vom klitoralen Orgasmus. Immer wenn es passierte, hatte ich das Gefühl, ganz weit zu werden. Ich schien mich in der Weite geradezu aufzulösen. Danach waren wir uns immer sehr nah. Ich fühlte mich ihm in dieser fast greifbaren Stille sehr verbunden. Seitdem diese Beziehung vorbei ist, habe ich nichts Vergleichbares mehr erlebt.

Die Beschreibung der Flüssigkeit stimmt im Großen und Ganzen mit der der beiden oben genannten Untersuchungen überein, auch wenn die Antworten zu Färbung bzw. Beschaffenheit sich zahlenmäßig nicht exakt decken.

Was die Menge angeht, so spricht die überwiegende Mehrheit der Frauen (58 Prozent) von ein paar Tropfen oder einem Fingerhut voll. Etwa 11 Prozent meint, es handle sich um 2 bis 4 Zentiliter. Nur vier Prozent der Frauen geben mehr an.[4]

24.a	*Wenn Sie schon einmal eine Ejakulation erlebt haben, von wo nahm sie ihren Ausgang?*	
	Von der Vagina	10
	Von der Harnröhre	6
	Ich weiß nicht	11
24.b	*Welche Farbe hatte die Ejakulationsflüssigkeit?*	
	Transparent, klar	12
	Weiß	7
	Gelblich	2
24.c	*Welche Konsistenz hatte die Ejakulationsflüssigkeit?*	
	Flüssig	12
	Wässrig	6
	Leicht zähflüssig	5

Was den Ursprung der Flüssigkeit betrifft, so machen die Frauen im Augenblick des Orgasmus natürlich nicht irgendwelche Verrenkungen, um zu sehen, wo genau sie nun ejakulieren. Die meisten sind so mit ihrem Erleben beschäftigt, dass diese Angabe eher einen ungefähren Eindruck als eine echte Beobachtung beschreibt. Das erklärt auch, weshalb viele Frauen meinen, die Flüssigkeit käme aus der Vagina.

Unsere eigenen Erfahrungen, die Beobachtungen von 180 Frauen sowie die Forschungsergebnisse der Wissenschaftler versetzen uns in die Lage, Ihnen in puncto weiblicher Ejakulation den einen oder anderen praktischen Hinweis zu geben.

Wenn Sie die G-Punkt-Massage mit Ihrem Partner machen, fragen Sie ihn, ob Sie eine Flüssigkeit absondern und woher diese kommt. Ihm fällt eine genaue Beobachtung in diesem Fall viel leichter. Die meisten Männer haben noch nie eine Frau ejakulieren sehen. Die wenigsten wissen überhaupt, dass dies möglich ist. Wenn sie also die G-Punkt-Massage machen, reagieren sie meist recht überrascht, ja sogar ein wenig neugierig, wenn sie mit dem Phänomen konfrontiert sind. Verständlich, wenn man bedenkt, dass ein Körperbereich, den man regelmäßig »besucht« hat, ohne dass man dergleichen bemerkt hätte, plötzlich Spritzer ausstößt. Trotzdem darf der Massierende in diesem Augenblick den Druck nicht verringern.

Wenn Sie als Frau nicht wissen, ob die ausgeschiedene Flüssigkeit nun Urin, Ejakulat oder vaginale Gleit-

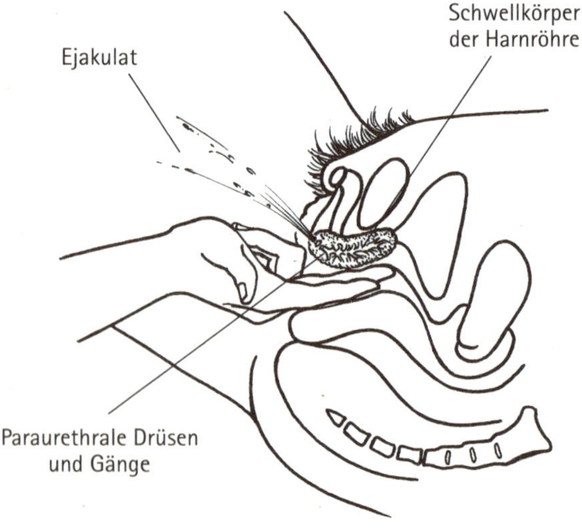

Weibliche Ejakulation[5]

flüssigkeit ist, fassen Sie sie an, kosten Sie sie, riechen Sie daran, um den Unterschied zu spüren.

Sind Sie danach immer noch nicht sicher, worum es sich handelt, müssen Sie eines nach dem anderen ausschließen. Die Gleitflüssigkeit der Vagina ist zähflüssiger als die anderen beiden und hat einen sehr charakteristischen Geruch. Wenn Sie festgestellt haben, ob es sich um Vaginalsekret handelt oder nicht, bleiben also nur noch zwei Möglichkeiten: Urin oder Ejakulat. Der Unterschied zwischen diesen beiden lässt sich mit einem einfachen Experiment feststellen: Essen Sie eine große Portion Spargel. Wie Sie wissen, nimmt der Urin nach ein paar Stunden einen charakteristischen Geruch an, weil er Asparagin enthält. Nehmen Sie nun zwei Gläser, füllen eines teilweise mit Urin und stellen es beiseite. Dann entleeren Sie Ihre Blase vollkommen und beginnen mit der Masturbation, bis Sie kurz vor der Ejakulation stehen. Wenn Sie spüren, dass Sie bald kommen, halten Sie mit der anderen Hand das zweite Glas unter die Vulva, sodass Sie im Augenblick des Orgasmus ins Glas ejakulieren. Nun können Sie am Inhalt der beiden Gläser schnuppern und Ihre Schlüsse ziehen: Wenn beides nach Spargel riecht, handelt es sich in beiden Fällen um Urin. Wenn die Flüssigkeit im zweiten Glas anders riecht, ist es Ejakulat. Wenn der Inhalt des zweiten Glases zwar nach Spargel riecht, aber lange nicht so stark wie der des ersten Glases, dann heißt das, dass mit dem Ejakulat auch ein paar Tropfen Urin abgegangen sind. Wiederholen Sie das Experiment ein paar Mal, bis Sie ohne Probleme zwischen den beiden Vorgängen unterscheiden können, wenn Sie sich so richtig gehen lassen.

25.a *Kennen Sie das Gefühl, während der Phase der Erregung bzw. während des Orgasmus pinkeln zu müssen?* In wie viel Prozent der Fälle kommt es vor?	
100 Prozent	0
75 Prozent	7
50 Prozent	5
25 Prozent	12
10 Prozent	19
Nie	14
Ich bin nicht sicher/Keine Antwort	8
Gesamt	*65*

25.b *Haben Sie den Orgasmus je zurückgehalten, weil Sie Angst hatten, dabei zu pinkeln?*	
Ja	16
Nein	41
Keine Antwort	8
Gesamt	*65*

Wie Sie aus Frage Nr. 25 unseres Fragebogens ersehen können, haben viele Frauen während des Orgasmus das Gefühl, plötzlich pinkeln zu müssen. Ein Viertel der Frauen hält aus diesem Grund sogar den Orgasmus zurück. Hätte sie dies nicht getan, hätte die eine oder andere Frau vielleicht sogar bemerkt, dass es sich gar nicht um Urin handelt. Wenn auch Sie schon den Orgasmus zurückgehalten haben, weil Sie Angst hatten, zu urinieren, sprechen Sie darüber mit Ihrem Partner. Legen Sie beim nächsten Mal ein Handtuch unter, und lassen Sie sich einfach gehen. Die Lust ist doch wohl wichtiger als der ein oder andere Fleck. Ihr Partner müsste Sie eigentlich verstehen. Oder haben Sie schon einmal einen Mann erlebt, der die Ejakulation zurückhält, weil er Angst hat, das Betttuch zu beschmutzen? Es fühlt sich so an, als ob Flüssigkeit aus einem zu klein gewordenen Behälter nach draußen will, und es entsteht Druck. Wenn Sie loslassen, werden Sie allerdings bemerken, dass die Menge keineswegs so groß ist wie befürchtet.

Etwa die Hälfte der Frauen erfährt die Ejakulation beim Orgasmus, die andere Hälfte aber erlebt sie auch unabhängig davon in Momenten höchster Erregung.

Manche Frauen erleben die Ejakulation während der Stimulation an der Klitoris, andere während der vaginalen Reizung des G-Punktes. Bei sehr vielen stellt sie sich während einer besonders intimen Begegnung mit einem geliebten Partner ein, dann auch meist nur mit diesem Menschen. Andere kennen die Ejakulation wiederum aus ihren Erfahrungen mit der Selbstliebe.

Ein förderlicher Faktor scheint die Fähigkeit zu sein, einen hohen Grad an Erregung zu erreichen und sich darin entspannen zu können. In diesen Fällen wird die Ejakulation häufig beschrieben als »Hingabe an die Lust in dem Moment, in dem sie unerträglich wird«.

Viele Frauen berichten aber auch, dass sie erst eine Ejakulationserfahrung machten, nachdem sie sich jahrelang aktiv um ihre eigene Lust gekümmert und sich selbst am G-Punkt stimuliert hatten. Doch es gibt ebenso Frauen, die ein reiches und erfülltes Sexualleben haben, ohne je ejakuliert zu haben. Sie vermissen die Ejakulation nicht.

Wie Sie sehen, ist auch die Ejakulation ein Phänomen

mit tausend Gesichtern. Versuchen Sie also nicht, eine solche Erfahrung mit allen Mitteln zu erzwingen.

Als wir anfingen, über diese Erscheinung zu schreiben, wurde uns bewusst, dass es außer dem etwas diffusen »nass werden« (was sich auch auf die Gleitflüssigkeit beziehen kann) und dem wissenschaftlichen Begriff der »weiblichen Ejakulation« keine allgemeinsprachlichen Ausdrücke gibt. Wenn wir allein betrachten, wie viele umgangssprachliche Betriffe für den Penis oder die Vulva existieren, dann zeigt die Wortstatistik schon, dass es sich bei der Ejakulation um eine Erscheinung handelt, die noch nicht so recht ins allgemeine Bewusstsein eingedrungen ist und über die es folglich auch nicht viele Informationen gibt.

Andere Kulturen verfügen durchaus über – teilweise sogar recht poetische – Bezeichnungen für dieses Phänomen. In Indien spricht man von *amrita*, dem »Nektar der Glückseligkeit«, in China von der »Arznei der Mondblüte«. Beides weist auf die tiefe Erfahrung hin, die mit der weiblichen Ejakulation verbunden ist.

4

Den Orgasmus befreien

Die Liebe mit dem G-Punkt

Bisher haben wir über den G-Punkt nur im Zusammenhang mit der Massage gesprochen, wie sie in Kapitel 2 vorgestellt wurde. Wie gesagt, hat es durchaus Sinn, sie wenigstens einmal auszuprobieren, um eine eindeutige Erfahrung dieses Körperbereiches zu machen und die intensiven Gefühle kennen zu lernen, die aus seiner Stimulierung entstehen können. Aber natürlich geht es hier nicht nur um Massage. Wie also können wir den Reichtum dieser Erfahrung in unser Erleben der körperlichen Liebe integrieren?

Vor der Massage war sich nur ein Drittel der Frauen des G-Punktes bewusst. Danach jedoch meinte etwa die Hälfte von ihnen, die Empfindungen der einzelnen Phasen auch schon während des Liebesaktes erfahren zu haben, wenn auch nicht im selben Ausmaß. Sie hatten die G-Punkt-Empfindungen einfach nicht als solche erkannt. Dieselben Frauen geben an, dass die Berührungen des Penis, den sie während des Aktes häufig nicht spürten, nicht ausreichend seien, um ihnen vollkommene Befriedigung zu verschaffen.

Als wir die Frauen fragten, was ihnen helfe, den G-Punkt zu spüren, sahen wir, dass auch hier nichts dem Zufall überlassen bleibt. Wir erhielten recht klare Resultate. Da ist zunächst einmal der Grad an Entspannung. Wenn die Frau sich entspannt, fällt es ihr leichter, sich hinzugeben, den Augenblick zu genießen und die für die Empfindung des G-Punktes nötige Sensibilität zu entwickeln.

Die Fähigkeit zur Entspannung hängt ihrerseits wieder davon ab, dass es keine Störung durch äußere Faktoren gibt. Die Frauen brauchen Zeit: Das Telefon ist abgestellt, die Kinder können nicht hereinplatzen und so weiter.

Wenn man von der Vertrautheit mit dem Partner einmal absieht, sind alle übrigen Faktoren von der Frau selbst abhängig. Sie ist es, die entscheidet, wie weit sie das Becken bewegt, welche Stellung sie einnimmt und wie lange sie stimuliert werden will. Diese Entscheidungsfreiheit steht in krassem Gegensatz zu dem, wie Frauen gewöhnlich über ihre Sexualität sprechen: »Dann ist mir Folgendes passiert ...« Oder: »Er hat mich fühlen lassen ...« Und: »Ich weiß nicht wie, aber an einem bestimmten Punkt ...« Eine Wortwahl, die erkennen lässt, dass Sex für sie immer noch ein passiv-unterwürfiges Vergnügen ist, bei dem die Lust vom Partner oder vom Zufall ausgeht.

18.a	*Wird Ihr G-Punkt stimuliert, wenn Sie Liebe machen?*	
	Ja	32
	Nein	30
	Ich weiß nicht	3
	Gesamt	*65*

18.b	*Wenn ja, was sind die wichtigsten Punkte, die Ihnen helfen, ihn wahrzunehmen?*	
	Der Grad der Entspannung	26
	Die Stellung, in der wir Liebe machen	24
	Die Bewegungsfreiheit des Beckens	22
	Der Grad an Vertrautheit mit dem Partner	14
	Die Zeit, die zur Stimulierung aufgewendet wird	10
18.c	*Wenn ja, welche Stellung ist am günstigsten?*	
	Er nimmt mich von hinten	11
	Ich bin über ihm	9
	Die Missionarsstellung mit angehobenen Beinen	4
	Seitlich im richtigen Winkel. Dazu ist ein Kissen nötig	2
18.d	*Tun Sie bewusst etwas, um den G-Punkt zu stimulieren, wenn Sie Liebe machen?*	
	Ja	14
	Nein	31
	Ich weiß nicht/Keine Antwort	20
	Gesamt	*65*
18.e	*Wenn ja, was?*	
	Ich bewege das Becken	6
	Ich suche einen bestimmten Winkel	2
	Ich sorge für ein langsames Eindringen	1
	Ich drücke mit dem Finger oberhalb des Schamhügels	1
	Ich sorge mit Kontraktionen für eine gewisse Sogwirkung	1

Vittoria
Mein Mann ist am liebsten über mir, aber in dieser Position wird mein G-Punkt überhaupt nicht berührt. Jetzt haben wir beschlossen, es einmal auf seine Weise zu machen und dann wieder auf meine. Für mich ist es jedes Mal etwas ganz Besonderes, wenn ich mir die Stellung aussuchen kann. Ich benutze mehrere Kissen und strecke mich dann seitlich aus, den Oberkörper ein wenig von ihm abgewandt. Dann bewege ich mich leicht vor und zurück, bis ich den richtigen Winkel gefunden habe, der mir die ersten Schauer über den Rücken jagt. Ich bitte ihn, möglichst tief in mich einzudringen, den Penis dort zu halten und mit millimeterfeinen Stößen weiterzumachen, während ich mit der Hand seinen Rhythmus diktiere. Das elektrisiert meinen G-Punkt richtig, bis ich einen Orgasmus habe, der vom Kopf bis zu den Zehen spürbar wird. Dabei geht mir richtig das Herz auf.

Carlo
Manchmal spüre ich Lucias G-Punkt mit der Spitze meines Penis, wenn ich noch nicht vollkommen eingedrungen bin. In diesem Moment ist sie voll bei der Sache und zeigt mir, dass ihr das gefällt. Anfangs sagt sie es auch klar: »Ja, ja.« Später ist sie keiner klaren Äußerung mehr fähig. Dann brabbelt sie unverständliche Wörter, hält mich an den Hüften fest und stößt Laute aus, die ich für Wohlbehagen halte, daher mache ich in diesem Winkel weiter.

Sabrina
Nachdem ich das Ritual mit dem G-Punkt gemacht hatte, wusste ich genau, wo er zu finden war und was mich dort erwartete. An einem Samstagabend nun habe ich meinen Mann nach dem Abendessen verführt. Wir haben Liebe in der Missionarsstellung gemacht ... Ergebnis: Null. Dann habe

ich mich bäuchlings auf dem Bett ausgestreckt und mir ein Kissen unter den Venushügel geschoben, damit mein Po ein wenig nach oben stand. So kam sein Penis direkt an den magischen Punkt. »Bleib da!«, habe ich ihm zugeflüstert. Schon nach wenigen Minuten blieb mir der Atem weg. Mein ganzer Körper zitterte mit den Wellen mit, die mir den Höhepunkt ankündigten. Da ich diese Erfahrung voll auskosten wollte, bat ich meinen Mann, sich umzudrehen. Er streckte sich aus und ich setzte mich rückwärts auf ihn und ritt ihn. »Lieber Gott!«, rief ich aus, denn jetzt spürte ich den Druck auf den G-Punkt hundertprozentig. Dann wusste ich nichts mehr zu sagen. Ich tat nichts mehr, mein Körper ging ganz von selbst los. Ich schmolz dahin wie Butter.

Die Positionen, in denen sich der G-Punkt am besten stimulieren lässt, sind jene, in denen die Frau von hinten genommen wird oder oben sitzt. Wichtig ist, dass sie das Becken frei bewegen kann. Nur so gelingt es, den richtigen Winkel zu finden, in dem der Penis an die vordere Wand der Vagina stößt.

Seitlich

In dieser Position fühlt die Frau sich von hinten beschützt und vorn frei. Sie kann das Becken und die Hände frei bewegen. Da sich in dieser Stellung kein Druck auf die Brust ergibt, kann sich ein natürlicher Atemrhythmus einstellen. Er kann sie streicheln, umgekehrt wird es allerdings schwierig. Daher ist sie vor allem für Frauen geeignet, die sich nach den ersten Erfahrungen mit dem G-Punkt weitgehend auf sich selbst konzentrieren wol-

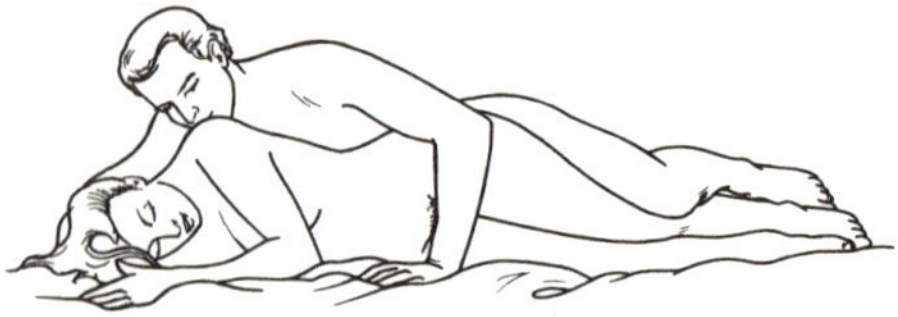

len. In dieser Stellung kann sie auch ihre Klitoris stimulieren, wenn sie beim Bewährten bleiben will. Um ein gutes Gegengewicht zu haben und die Beckenbewegungen von den Beinen statt von den Bauchmuskeln ausgehen zu lassen, ist es besser, beide Partner stützen sich mit den Füßen an der Wand ab. Sorgen Sie also dafür, dass das Bett richtig steht.

Auf allen vieren

Viele Frauen schätzten diese Position, weil sie sich für die Stimulierung des G-Punktes besonders eignet. Das Becken schwingt frei und kann sich gut entspannen. Dazu kommt das starke Gefühl, vom Mann »genommen« zu werden. Dies ist die älteste und tierhafteste aller möglichen Stellungen beim Geschlechtsverkehr. Hier stehen Lust und Sex im Vordergrund. Die Frau sieht den Mann nicht, daher kann sie sich ganz auf ihre körperlichen und sexuellen Empfindungen konzentrieren, ohne an die Beziehung zu denken.

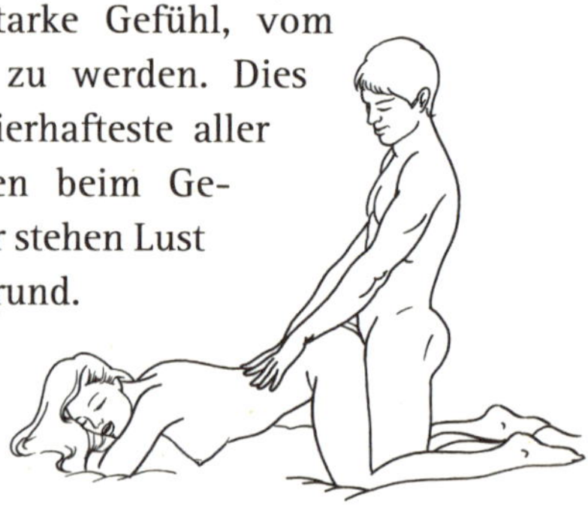

Im Stehen von hinten

Die Penetration wird einfacher, wenn die Frau sich nach vorne beugt und sich an den Hüften des Mannes festhält. Beide müssen gut stehen, und so sind sie gut verankert. Der Mann kann stark zustoßen, ohne müde zu werden, denn die Bewegung geht von den Lenden aus. Diese Art der Penetration geht sehr tief und eignet sich daher vor allem für Frauen, bei denen der G-Punkt tief in der Vagina liegt.

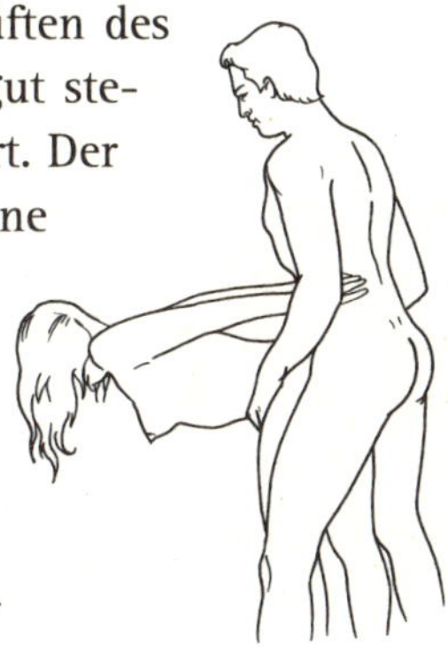

Sie oben von vorn

In dieser Position kann die Frau sich frei bewegen. Da der Mann beinahe unbeweglich ist, gibt sie den Ton an. Sie bestimmt den Rhythmus und den Winkel, in dem der Penis eindringt, um den G-Punkt zu finden. Anders als bei den vorhergehenden Stellungen bleibt hier der Sichtkontakt erhalten, wodurch eine größere Nähe entsteht. Die Partner

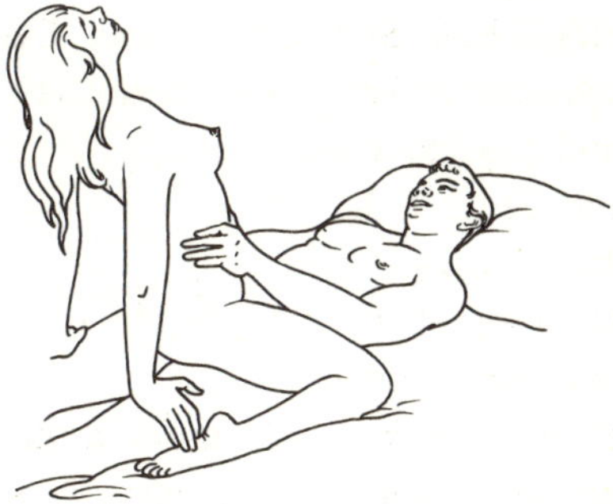

können sich gegenseitig berühren und streicheln. Die Erregung am G-Punkt kann so geteilt werden, vor allem, wenn die Frau sich emotional öffnet und ihre Lust mit Mimik, Gestik und Lauten ausdrückt. In dieser Stellung kann der Mann Druck auf den Unterbauch der Frau, unmittelbar über dem Venushügel, ausüben, während sie ihn reitet. So wird der G-Punkt gleichzeitig von außen und von innen stimuliert.

Sie oben von hinten

In dieser Stellung genießt die Frau völlige Bewegungsfreiheit und kann sich völlig auf sich selbst konzentrieren, weil sie dem Mann nicht ins Gesicht sieht. So bleibt ihre Individualität und Unabhängigkeit erhalten, die Beziehung wird zweitrangig. Da die Frau

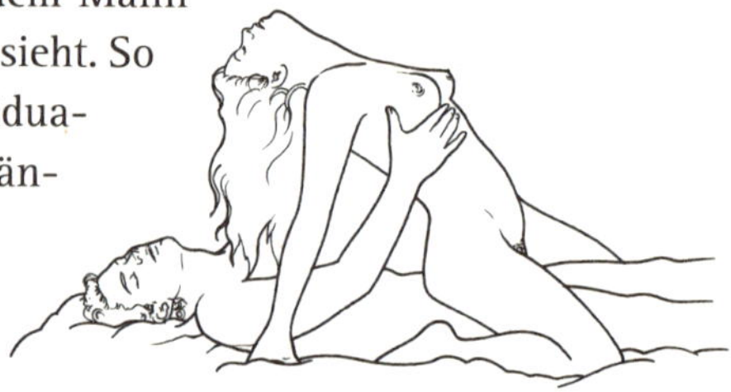

ihre Klitoris stimulieren kann, kann sie beide Formen der Lust im selben Rhythmus genießen. Sie kann allerdings auch den P-Punkt des Mannes drücken.

Die Scherenstellung

Die Scherenstellung ist für beide Partner sehr bequem. Beide können sich im eigenen Rhythmus bewegen und frei atmen. Auch hier sollte man darauf achten, dass man sich mit den Füßen irgendwo fest abstützen kann, um eine gute Verankerung herzustellen. Keiner befindet sich »über« dem anderen, Mann und Frau liegen auf derselben Ebene und können mit Händen und Augen kommunizieren. In der Scherenstellung kann man sich lange und entspannt der Liebe hingeben. Auch wenn die Erektion des Mannes zwischendurch nachlässt, rutscht der Penis nicht aus der Vagina, weil seine Lenden eng an denen der Frau liegen. Daher kann er sich auf die eigene Lust konzentrieren, ohne sich groß bewegen zu müssen. Die Frau wiederum kann, wenn sie den Mann bittet, sie mehr von unten zu nehmen, den Winkel des Penis regulieren, sodass er genau ihren G-Punkt trifft. Außerdem kommen beide Partner mit der Hand gut an die Klitoris, sodass noch eine zweite Form der Stimulierung stattfinden kann.

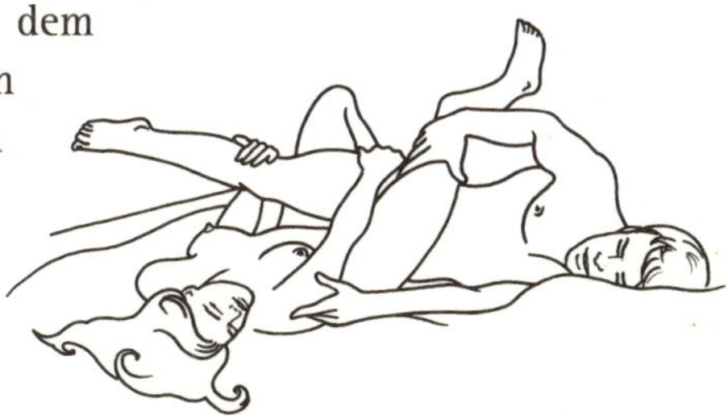

Wir waren sehr erstaunt, dass nur 14 von 65 Frauen, also weniger als ein Viertel, bewusst etwas tun, um den G-Punkt zu stimulieren und diese Quelle der Lust auszunützen. Vielleicht vermeiden viele Frauen dies auch, um keine unangenehmen oder besonders starken Gefühle zu erfahren, wie wir sie im vorhergehenden Kapitel beschrieben haben. Doch wie wir wissen, haben viele Frauen nach den ersten Erfahrungen während der G-

Punkt-Massage begonnen, entsprechende Experimente zu machen.

18.f *In wie viel Prozent der Fälle wird Ihr G-Punkt während des Liebesaktes stimuliert?*

Immer	2
75 Prozent	5
50 Prozent	4
25 Prozent	14
10 Prozent	7
Nie	16
Ich weiß nicht/Keine Antwort	17
Gesamt	*65*

18.g *In wie viel Prozent der Fälle erreichen Sie beim Liebesakt den Orgasmus nur durch Stimulierung des G-Punktes, ohne gleichzeitige Reizung der Klitoris?*

Immer	2
75 Prozent	2
50 Prozent	2
25 Prozent	7
10 Prozent	4
Nie	26
Ich weiß nicht	2
Keine Antwort	20
Gesamt	*65*

Wie wir sehen, fühlen sich nur wenige Frauen am G-Punkt stimuliert, während sie Liebe machen, solange sie den magischen Punkt nicht genau kennen. Noch weniger Frauen erreichen den Höhepunkt nur durch Reizung dieses Punktes, das heißt ohne Stimulierung der Klitoris. Diese Zahlen mögen verblüffen, doch wir wissen aus Gesprächen mit Frauen aus unseren Tantrakursen, dass viele Frauen den G-Punkt nicht einmal gesucht haben, weil sie keine klare Vorstellung davon hatten, was es zu entdecken galt.

Wenn sie während des Liebesaktes eine Stimulierung des G-Punktes erfahren, vielleicht weil sie betrunken oder auf andere Weise entspannter waren als sonst, bleibt dies meist ein singuläres Ereignis. Normalerweise wird dieses Erlebnis dann dem Partner zugeschrieben oder den Umständen, dem Zufall oder den Sternen ... Meist vergessen die Frauen in diesen kostbaren Augenblicken das Wichtigste: Dass ihre Lust in erster Linie von ihnen abhängt, in ihrer Hand liegt, ihr Vermögen ist.

Wenn Sie diesen »Erfolg« den Umständen oder dem »richtigen« Mann zuschreiben, machen Sie sich damit von äußerlichen Dingen abhängig. Wenn Sie jedoch die Verantwortung für Ihre Lust übernehmen, dann können Sie die Langeweile im Bett auch nicht mehr allein Ihrem Partner in die Schuhe schieben, denn dann steht auch Ihr Mangel an Initiative oder Einfallsreichtum im Blickpunkt. Vor allem, wenn Sie schon lange verheiratet und die Kinder schon groß sind, wird ein wenig Pfeffer im Schlafzimmer nicht nur der Sexualität, sondern der Beziehung als Ganzes gut tun.

Geht jedoch die Idee, den G-Punkt zu erforschen, vom Mann aus, sollte die Frau sich damit identifizieren können. Wenn sie die Vorstellung, der Liebesbeziehung eine Runderneuerung zu verpassen, nämlich nicht genauso gut findet, dann tut sie es nur ihrem Partner zu

Gefallen. Doch seiner Frau einen unglaublichen Orgasmus zu bescheren ist ein unmögliches Unterfangen, wenn die Frau nicht mitspielt. Denn dann wird sie – wenn auch unbewusst – alles tun, um die Erregung zu sabotieren.

Als Mann müssen Sie einfach nur auf den Punkt achten, an dem die Penisspitze die Vagina berührt. Folgen Sie einer Linie durch den Zwölf-Uhr-Punkt nach hinten. Sie haben den G-Punkt gefunden, wenn Sie auf einen runzligen, leicht erigierten Punkt stoßen. Wenn Sie den »Treffer« nicht an der Reaktion Ihrer Partnerin ablesen können, sollten Sie sie fragen. Versuchen Sie nicht zu raten. Ihr Interesse ist für sie eine Einladung, die Aufmerksamkeit ins Becken zu verlagern, das Spiel zu leiten, die Initiative zu ergreifen, um den richtigen Winkel und Rhythmus zu finden.

Über die Stellungen beim Liebesakt zu sprechen wirkt auf den ersten Blick vielleicht ziemlich abgedroschen. Man findet sie in jeder Zeitschrift beschrieben, sodass die meisten Menschen sie für reine Gymnastik ohne besonderen Hintergrund halten. Manche sehen sich die Bilder an und meinen: »Hey, das sieht gut aus«, nur um sich im Schlafzimmer doch lieber auf jene Positionen zu verlassen, die sie seit Jahren wiederholen. Auch Menschen mit einem facettenreichen Sexualleben berichten uns immer wieder von neuen Stellungen, die sie entdeckt haben – ohne sie auszuprobieren.

Wir hingegen haben die Erfahrung gemacht, dass es durchaus lohnt, alle sechs der oben erwähnten Positionen durchzuprobieren. Dabei sollten Sie immer nur eine Stellung wählen und die Bewegungsmöglichkeiten, die sie erlaubt, auskosten. Bewegen Sie sich vor und zurück.

Verrutschen Sie seitlich und versuchen Sie es erneut. Testen Sie verschiedene Winkel, die unterschiedliche Wirkung von Nähe und Ferne. Experimentieren Sie mit dem Atemrhythmus. So lange, bis Sie in diesem raffinierten Spiel des Sich-aufeinander-Einstimmens die optimale Möglichkeit der gegenseitigen Stimulierung gefunden haben.

Wir halten die Stellung nicht für den wichtigsten Aspekt beim Liebesspiel eines Paares, doch wenn Sie den G-Punkt nicht entdecken, nur weil Sie sich weigern, diese »mechanischen Sachen« zu machen, dann verhilft auch die tiefste Liebe nicht zum vaginalen Orgasmus. Für den Liebesakt ist eben nicht nur die Zeit von Bedeutung, die er insgesamt von den ersten Zärtlichkeiten bis zum Gang ins Bad dauert, sondern auch die Zeit, die Sie dem G-Punkt widmen. Wie das vorhergehende Kapitel gezeigt hat, müssen anfangs unangenehme Gefühle überwunden werden. Beide Partner brauchen Geduld und Sensibilität, um die Juwelen im Schatzkästlein heben zu dürfen.

Soll die Intensität des G-Punktes in den Liebesakt eingebunden werden, ist es besser, wenn die Initiative von der Frau ausgeht und sie den ersten Schritt macht: »Hör mal, mein Schatz. Ich würde heute gerne mal diese Sache mit dem G-Punkt ausprobieren. Und zwar nicht auf die Schnelle, sondern so richtig ausgiebig ...« Wenn die Frau, von Neugier getrieben, das Spiel selbst in die Hand nimmt, kann sie es in eine wahre Quelle der Lust verwandeln.

Zu Anfang mag es vielleicht ein wenig übertrieben wirken, dem G-Punkt während des Aktes so viel Aufmerksamkeit zu schenken. Doch die Resultate werden nicht auf sich warten lassen – zumindest mit ein wenig Geduld. Außerdem stellt sich gewöhnlich noch ein anderer Effekt ein: Wenn die Frau nämlich ihrer eigenen Sexualität mehr Interesse entgegenbringt, wird der Mann stärker beteiligt und entwickelt eine größere Sensibilität gegenüber den weiblichen Bedürfnissen.

Dass die Stellung beim Liebesakt keine mechanische Angelegenheit ist, wird uns spätestens dann klar, wenn man sie mit Leib *und* Seele erlebt, wenn der Energiekörper mit dem physischen in Einklang steht, wenn man den Bewusstseinszustand erfährt, der mit der jeweiligen Körperhaltung verbunden ist. Hier ein paar Beispiele:

- Wenn der Mann emotional eher instabil und von der Frau abhängig ist, zieht er Positionen vor, in denen er viel Körperkontakt hat. Er wird sie ständig umarmen und küssen wollen. Um die Energie des G-Punktes zu erwecken, ist es aber nötig, dass er den Oberkörper etwas zurücknimmt, damit der Beckenstoß mehr von unten ausgeführt wird. Das Bewusstsein sinkt nach unten. Die Energie wird vom Gefühl auf den Instinkt verlagert, vom Nehmen zum Geben.
- Ist der Mann hingegen gefühlsmäßig sehr verschlossen, hat er keine Probleme mit dieser Distanz, zum Beispiel wenn die Frau auf allen vieren vor ihm kniet. Doch sobald sich bei ihr eine starke Erregung einstellt, geht diese Energie auf ihn über. In diesem Moment wird er versuchen, den Kontakt abzubrechen oder die Stellung zu verändern. Er muss also lernen, sich von den weiblichen Empfindungen überfluten zu lassen und mit Hilfe seines Atems trotzdem bei sich zu bleiben.

- Wenn der Mann eher ein Verstandestyp ist und seinem Körper ein wenig fremd gegenübersteht, wird er vermutlich alle Stellungen perfekt ausführen, jedoch ohne mit dem Energiekörper mitzuziehen. Er wirkt dann immer ein wenig abwesend. Er wird bei der Frau ein Gefühl hinterlassen, als machten sie die Übungen zu einem bestimmten Zweck. Er »gibt sich viel Mühe«, doch seine Anstrengungen entbehren einer gewissen Tiefe. Für ihn gilt die Devise: »Weniger ist mehr.« Er sollte den Atem als Anker benutzen, um so eine größere emotionale Beteiligung zu erreichen.

Wenn Sie sich in einem dieser Beispiele wiedererkennen, versuchen Sie beim nächsten Liebesakt etwas daran zu ändern. Versuchen Sie nicht nur eine andere Stellung, sondern auch eine andere Einstellung. Erst dann werden diese Experimente zu einer angenehmen Herausforderung, bei der Sie sich mit Ihren Gefühlen auseinander setzen können. Wenn Sie sich noch weiter mit diesen Themen beschäftigen wollen, empfehlen wir Ihnen unser zweites Buch *Tantra in der Zweierbeziehung.*

Welche Rolle spielt die Anatomie?

Wenn ein Mann glaubt, mit seinem Penis stimme etwas nicht, beruhigt ihn der Familienberater normalerweise mit Sätzen wie: »Größe und Form des männlichen Gliedes haben nichts mit dem Ausmaß der weiblichen Lust zu tun. Die Vagina ist ziemlich elastisch. Sie kann sich jedem Penis anpassen, sodass die nötige Reibung entsteht, damit sie erregt wird.« Dies ist genau die richtige Antwort für einen Mann, der nicht vorhat, sein Sexualleben interessanter zu gestalten, und die Länge seines Penis mit der eigenen Männlichkeit verwechselt. Diese Männlichkeit entsteht aus der klaren körperlichen Wahrnehmung, sich im männlichen Körper wohl zu fühlen, und hat mit ein paar Zentimetern mehr oder weniger nichts zu tun.

Um die irrationalen Ängste mancher Männer zu beruhigen, wird jedoch ein bestimmtes Detail gewöhnlich übersehen: Form und Länge sind nicht völlig belanglos. Zwar geht die Gleichung »länger = besser« nicht auf, doch es ist durchaus sinnvoll, die eigenen Sexualpraktiken auf die körperliche Realität des Paares abzustimmen.

Die Art, wie eine Frau Lust erlangt, welche erotischen Gefühle sie entwickelt, welchen Rhythmus sie bevorzugt, welche Sehnsüchte und Fantasien sie hat, ist eng verbunden mit der Beschaffenheit der weiblichen Genitalien. So wie der Charakter eines Menschen und sein Umgang mit Emotionen sich in seinem Körper ausdrückt (was jeder Bioenergetiker, der die Psyche eines Menschen aus seiner Physiognomie zu lesen versteht, bestätigen wird), so ist der sexuelle Charakter der Frau eng mit der Form ihrer Vulva verbunden. Leider wird dieser Aspekt aus vielerlei Gründen nie ausreichend gewürdigt.

- Die Frauen selbst erkennen ihre eigene Form nicht, weil sie nur sehr selten die Genitalien anderer Frauen zu Gesicht bekommen. Daher denken sie, dass eine Vulva aussieht wie die andere. In Wirklichkeit sind diese so verschieden voneinander wie die Frisur oder die Form der Brüste.

- Die Männer sehen zwar die Unterschiede bei den Frauen. Sie erkennen, dass bei der einen die Schamlippen eher vorstehen, während sie bei der anderen eng anliegen, dass sie bei einer Frau schmal, bei der anderen prall sind. Doch sie wissen nicht, was die Anatomie mit den sexuellen Reaktionen einer Frau zu tun hat. Tatsächlich aber gibt es deutliche Unterschiede, zum Beispiel bei der Zeit, die sie braucht, um zum Höhepunkt zu kommen, bei der Art der Stimulierung, der Vorliebe für bestimmte Berührungen und so weiter.
- Auch Sexualexperten wissen über dieses Thema nicht Bescheid. Sogar Gynäkologen und Geburtshelfer reagieren erstaunt, wenn sie von diesen Zusammenhängen hören, die zur Überlieferung der tantrischen Tradition bzw. zur schamanischen Tradition nordamerikanischer Indianervölker gehören. Daher lautet ihr Kommentar meist: »Ja, natürlich. Das ist ja augenfällig, aber ich habe bislang noch nie darauf geachtet.«

Die anatomischen Gegebenheiten sind nicht in allen Fällen so, dass sie eine spontane Begegnung zwischen G-Punkt und Eichel begünstigen würden. Daher empfiehlt das *Kamasutra* als beste Kombinationen (je nach Tiefe der Vagina und Länge des Penis): Gazelle mit Hase, Stute mit Stier, Elefantenkuh mit Hengst. Bei den anderen Paaren, deren Anatomie auf Anhieb weniger gut zusammenpasst, hängt der Erfolg weitgehend vom Temperament und der Geschicklichkeit ab.[1] Dies führt natürlich automatisch zu der Frage, was ein Paar machen kann, um ein eventuell vorhandenes Ungleichgewicht auf anatomischem Gebiet auszugleichen.

Typ Frau	Tiefe der Vagina	Typ Mann	Länge des Penis
Gazelle	gering	Hase	kurzer Penis
Stute	mittel	Stier	mittlerer Penis
Elefantenkuh	tief	Hengst	langer Penis

- Liegt der G-Punkt der Frau sehr tief, während der Penis des Mannes eher kurz ist, dann sollte die Penetration in einer Stellung erfolgen, die der Frau möglichst weit gespreizte Beine erlaubt, sodass der Mann tief eindringen kann. Im Extremfall (der aber sehr selten vorkommt) erreicht der Mann den G-Punkt nicht mit dem Penis, sondern nur mit zwei Fingern. In diesem Fall bleibt während der Penetration immer noch die Möglichkeit, die Klitoris zu stimulieren, um einen Orgasmus hervorzurufen. Der Mann kann die Frau natürlich auch mit den Fingern oder mit einem Vibrator stimulieren.
- Beim Großteil der Paare ist die Stimulierung des G-Punktes kein Problem, weil dieser bei jedem Beckenstoß berührt wird.
- Ist der Penis hingegen sehr lang, während der Heilige Punkt mehr am Scheideneingang liegt, sollte der Mann möglichst kurze und flache Stöße bevorzugen. Wenn er zu tief eindringt, muss er den Penis jedes Mal zurückziehen, um den G-Punkt zu erreichen.

Auch wenn die Vagina eher kurz ist, kann das zu Problemen führen, ganz egal, wo der G-Punkt liegt. Dann nämlich empfindet die Frau Schmerz, wenn der Mann tief eindringt. Glücklicherweise kommt auch diese Kombination eher selten vor.

Dies ist eine Einladung an alle Paare, mit Hilfe der »anatomischen Landkarte« die schönsten und erregendsten Möglichkeiten für sich zu entdecken. Experimentieren Sie dabei in den einzelnen Stellungen mit allen Elementen der Penetration: Länge des Stoßes, Rhythmus, Neigungswinkel usw.

Zwei Formen der Lust

Wenn die Frau den G-Punkt als zweite Klitoris auffasst, geht die gesamte Entdeckungsreise von falschen Voraussetzungen aus.

Der G-Punkt ist nicht wie die Klitoris.

Sind Ihnen die Unterschiede in der sexuellen Reaktion zwischen Männern und Frauen klar? Der Mann reagiert schnell auf den ersten Reiz und versucht dann, so direkt wie möglich zum Orgasmus zu kommen. Fängt die Frau hingegen einen erotischen Reiz auf, dann schnuppert sie erst einmal daran, lässt sich weiter ein, wendet sich ab, windet sich, bringt Gefühle ins Spiel, lässt sich verfolgen, kehrt wieder zurück ... Genauso könnte man den Unterschied zwischen Klitoris und G-Punkt beschreiben. Die Klitoris wünscht, dass nach dem ersten Reiz weitergemacht wird bis zum Orgasmus. Der G-Punkt bringt hingegen das ganze Spektrum weiblicher Gefühle ins Spiel, von der höchsten Lust bis zu den dunkelsten Wolken der Depression. Die erste Berührung der Klitoris führt gewöhnlich zu einer angenehmen Empfindung, der G-Punkt hingegen reagiert häufig mit einer Reizung oder einem Spektrum unterschiedlicher Gefühle.

Auch ihre äußerliche Reaktion könnte unterschiedlicher nicht sein: Die erregte Klitoris erhebt sich wie ein Penis. Der G-Punkt ist oft zunächst nicht einmal fühlbar. Er versteckt sich, will entdeckt werden und reagiert überhaupt nur, wenn man sich ihm mit Geduld nähert.

Im Osten ist diese Janusköpfigkeit der weiblichen Sexualität wohl bekannt. Das *Kokashastra,* ein Liebestraktat aus dem mittelalterlichen Indien, nennt die Klitoris den »Sonnenschirm des Liebesgottes, der den Eingang zur Wohnstatt des Gottes schützt. Nicht weit davon findet sich im Innern der Vulva der *purna chandra* (Vollmond)«.[2] Besonders interessant ist hier, dass die Klitoris mit der Sonne in Verbindung gebracht wird, der G-Punkt aber mit dem Mond. Wenn man diese polaren Prinzipien weiterentwickelt, gelangt man zu folgender Aufstellung:

Klitoris	G-Punkt
Sonne	Mond
Warme Energie	Kühle Energie
Yang	Yin
Männlich	Weiblich
Aktiv	Passiv

Obwohl beide Punkte seit den Zeiten von Adam und Eva bekannt sind, so fielen sie doch im Lauf der Geschichte immer wieder der Vergessenheit anheim.

Die Klitoris ist extrovertiert, explosiv, expressiv. Kein Wunder also, dass sie gerade in den 70er Jahren des 20. Jahrhunderts wieder entdeckt wurde, als die Frauen sich von ihrem passiven Rollenverständnis befreiten und begannen, Hosen zu tragen. Als sie anfingen, Dynamik und Unternehmungsgeist zu entwickeln und Positionen zu erobern, die bis dato den Männern vorbehalten waren. Die Beziehung zum Mann im Sinne eines monogamen Bandes zwischen zwei Partnern war nicht mehr so wichtig, da die Frauen sich mehr und mehr auch außerhalb der Beziehung zu verwirklichen begannen. In sexueller Hinsicht wählte nun die Frau den Mann aus, der ihr gefiel, und sagte ihm offen: »Ich will mit dir schlafen.« Im Bett wurden nun auch Stellungen ausprobiert, in denen die Frau oben saß. Wenn sie mit der Penetration allein nicht zum Höhepunkt gelangte, masturbierte sie.

Ende der 90er Jahre war dieser Drang der Frauen in die Außenwelt weitgehend abgeschlossen, sodass eine andere Tendenz sich ausbreiten konnte. Die Frauen entdeckten ihre passive Seite wieder. Sie fanden zu ihrem Rhythmus, trugen wieder Röcke und Kleider und schätzten die altmodischen Werte der Weiblichkeit, dieses Mal jedoch aus einer Position der Unabhängigkeit, nicht der Unterwerfung heraus. Die rezeptive Frau, die ihren Emotionen Raum gibt, war wieder gefragt. Der militante Feminismus zog sich zurück und wich den körperorientierten Psychotherapien, den New-Age-Zirkeln, den Meditationstagen und der Alternativmedizin. Plötzlich war Sex nicht mehr so wichtig, Beziehung und Familie rückten in den Vordergrund. In erotischer Hinsicht genoss die Frau es wieder, wenn man sie bewunderte und eroberte. Auch im Bett setzte sie auf Gefühle. Sie wollte die Vereinigung in der Penetration und übernahm die Verantwortung für ihre Herzensangelegenheiten. Es ist kein Zufall, dass die Frauen sich in ebenjener Zeit auch anatomisch ihrem Inneren zuwandten und den G-Punkt neu entdeckten.

Was also bedeutet diese Verlagerung der Aufmerksamkeit von der äußeren auf die innere Welt? Was geschieht, wenn wir uns in sexueller Hinsicht dem Innenleben zuwenden, wenn wir im Bewusstsein unserer weiblichen Autonomie unsere passive Seite wieder entdecken und uns von neuem den Wahrnehmungen widmen, die innerhalb des Körpers und der Seele entstehen?

Mehr als 80 Prozent der Frauen (genau gesagt 54 von 65) nehmen im Verlauf der G-Punkt-Massage deutliche Veränderungen wahr. Von der ersten bis zur letzten Berührung wird alles anders. Nicht kontinuierlich, sondern in einem Schwindel erregenden Auf und Ab verschiedenster Empfindungen wie Spannungen, Weichheit, Wärme, Gleichgültigkeit, innere Ruhe, Leere, Erregung, Heiterkeit und so weiter. Diese Wahrnehmungen und Empfindungen waren individuell so verschieden, dass wir enorm vereinfachen mussten, um sie überhaupt einzelnen Kategorien zuordnen zu können. Dabei fielen natürlich sämtliche Zwischenzustände unter den Tisch.

Wie wir wissen, ist die Lustempfindung am G-Punkt nicht immer so konstant wie an der Klitoris. Sie kommt vielmehr auf verschlungenen, gewundenen Pfaden einher, die abwechselnd nach oben und nach unten führen, als durchquerten wir ein Labyrinth. Gibt es in diesem Irrgarten auch eine Logik, wie immer diese aussehen mag? Gibt es einen bevorzugten Pfad, eine Lieblingsroute auf dem Meer widerstreitender Gefühle? O ja, so etwas gibt es durchaus. Wie Sie bereits bemerkt haben dürften, folgt der Großteil der Frauen einem Muster, in dem anfängliches Unbehagen sich schließlich zu enormer Lust wandelt. Bei einer kleineren Gruppe hält das Auf und Ab bis zum Ende an. Bei anderen Frauen wiederum verändern sich weniger die Empfindungen als solche, sondern nur ihre Ausstrahlung in den Körper und ihre Intensität. Allgemein betrachtet könnte man sagen, dass auf jeden Fall in einer der drei folgenden Kategorien ein Anstieg zu verzeichnen ist: Lust, Ausdehnung, Intensität. Leider hat uns nur die Hälfte der 54 Frauen, die während der Massage eine deutliche Veränderung erfahren haben, diese genauer beschrieben. Dies liegt daran, dass wir während der ersten Kurse nur gefragt haben, ob sich etwas verändert hat, ohne um Einzelheiten zu bitten. Die zweite Frage zu diesem Punkt haben wir dem Fragebogen erst später hinzugefügt. Doch unseren Beobachtungen zufolge setzt sich der Trend, der sich dort abzeichnet, in der gesamten Gruppe fort.

Valeria

Anfangs spürte ich nur ein fürchterliches Brennen und einen unangenehmen, stechenden Schmerz, aber ich wollte mich einfach besser kennen lernen. Etwa nach der Hälfte der Massage (was ich nicht so genau sagen kann, weil ich das Zeitgefühl weitgehend verloren hatte) stellte sich eine angenehme

Wärme ein, die sich im ganzen Körper verteilte. Ich war ganz ruhig und entspannt. Am Ende wich dieses kaum wahrnehmbare Fließen dem Gefühl eines unglaublich weiten Raumes, in dem bunte Flocken vor einem dunklen Hintergrund zu treiben schienen.

9.a *Haben Ihre körperlichen Empfindungen sich während der G-Punkt-Massage verändert?*

Nein	4
Ja	54
Ich weiß nicht/Keine Antwort	7
Gesamt	*65*

9.b *Wenn ja, wie waren sie anfangs, wie gegen Ende?*

Anfängliches Unbehagen, schließlich Lust	14
Ein ständiges Auf und Ab zwischen Unbehagen und Lust	4
Die Empfindungen haben sich in meinem Körper immer mehr ausgedehnt	3
Die Empfindungen wurden mit der Zeit immer intensiver	3
Immer wieder Unbehagen	2
Immer wieder Lustgefühle	1

Serena

Ich war zu Beginn ziemlich neugierig, aber dann kam ziemlich bald die kalte Dusche in Form von Spannungen in den Beinen und Eierstöcken. Ich hatte leichte Krämpfe auf der Rückseite der Beine. Dann spürte ich, wie eine Kraft sich durch meine Arme Bahn brach. Als ich mich entspannte, hatte ich das

Gefühl, nach unten zu gleiten. In diesem Augenblick konnte ich mich der Lust hingeben. Ich wurde erregt und fing zu lachen an. Das Lachen schien direkt aus der Vagina in meinen Mund zu steigen. Dann überkam mich plötzlich das Weinen, und bald darauf kehrte das Lachen zurück … Zu meiner großen Freude war ich zum Kind geworden, das mit staunenden Augen seine Umwelt betrachtete. Ich sah Goldfische in einem türkisfarbenen Meer schwimmen. Die Leichtigkeit, die damit verbunden war, breitete sich in mir aus, bis ich auf einem Ozean der Ruhe und des Friedens zu treiben schien.

Ein ganz besonderer Orgasmus

Klitoris und G-Punkt werden nicht nur unterschiedlich stimuliert, auch der sich anschließende Orgasmus ist ein anderer. Sowohl auf körperlicher als auch auf energetischer Ebene ergibt sich ein vollkommen anderes Bild. Bekanntlich kann die orgastische Reaktion ganz verschieden ausfallen. Sie kann sich als angenehme Befreiung im Becken äußern oder den ganzen Körper vibrieren lassen. Sie kann uns emotional kalt lassen oder eine enge innere Bindung schaffen. Sie kann den Geist durchdringend klar machen oder uns in andere Bewusstseinszustände führen. Der Möglichkeiten sind viele, von der Lösung körperlicher Spannungen bis hin zum Gefühl des Einsseins mit der Welt.

Da wir wussten, dass die 65 befragten Frauen den Klitoris-Orgasmus kannten, fragten wir sie, worin sich der G-Punkt-Orgasmus davon unterscheide.

Nadia
Wenn ich durch Stimulierung der Klitoris zum Orgasmus komme, spüre ich winzige Kontraktionen der Muskeln um

---

19 *Wenn man den Höhepunkt, den Sie bei der Stimulierung des G-Punktes erreicht haben, als Orgasmus definiert, unterscheidet sich dieser vom klitoralen Orgasmus?*

19.a *In der Dauer? Wenn ja, wie?*

Länger, die Lust ist anhaltender	23
Kontinuierlicher	1

19.b *In den körperlichen Empfindungen? Wenn ja, wie?*

Die Lust durchdringt den gesamten Körper	12
Sie ist stärker, intensiver, schärfer	11
Sie ist tiefer, innerlicher, implosiver	7
Sie breitet sich stärker aus, ist grenzenlos	6
Sie breitet sich mit Schauder und Kontraktionen im Körper aus	4
Sie kommt in Wellen	4
Sie ist leichter, subtiler, sanfter	2
Sie führt zu Ejakulation	1

19.c *Auf emotionaler Ebene? Wenn ja, wie?*

Frieden, Einssein mit allem, Versinken	11
Befreiung, Ausdehnung, Öffnung, Freude	10
Totale Hingabe, Loslassen, Empfänglichkeit, Ergriffenheit	10
Bewegtheit, Vibrationen im Herzen, Dankbarkeit	8
Abwesenheit von Emotionen	1

19.d	*Im Bewusstseinszustand danach? Wenn ja, wie?*	
	Ich fühle mich ganz ich selbst, vollständiger, erfüllter, tiefer	13
	Ich bin still, friedlich, dankbar und zufrieden	6
	Glückseligkeit umfängt mich. Rund um mich spüre ich den grenzenlosen Raum	5
	Ich schwebe in sanfter Leichtigkeit	5

den Eingang der Vagina bis hin zum Anus. Es ist wunderbar, wie ein sanfter elektrischer Strom, der mich durchfließt, schnell und vorhersehbar. Mir macht das einen Heidenspaß. Nachher lache ich meist viel. Der Höhepunkt, der vom G-Punkt ausgeht, fühlt sich ganz anders an: ein echter Sprung ins Unbekannte. Früher machte mir das Angst. Heute genieße ich es, wenn ich an den Punkt komme, an dem ich dieses Unbekannte nahen fühle. Wenn ich mich fallen lasse, scheine ich mich in die Leere auszudehnen. Dann schlägt ein Meer unbeschreiblicher Empfindungen unterschiedlichster Art über mir zusammen. Manchmal geht dieser Orgasmus sogar über die Grenzen des Körpers hinaus, als wäre ich von Wolken umgeben, die sich um mich herum bewegen.

Luana

Wenn mein Freund und ich uns lieben, stimuliere ich mich häufig an der Klitoris, um zum Orgasmus zu gelangen. Das habe ich immer schon so gemacht, und es gefällt mir auch. Manchmal komme ich sogar öfter. Doch verglichen mit der Tiefe eines Orgasmus, der vom Innern der Vagina kommt und mich in unbekannte Welten schleudert, ist der Klitoris-Orgasmus wie das Anzünden eines Streichholzes: pffft ... und schon ist alles vorüber.

Was sofort ins Auge springt, ist die Tatsache, dass alle Frauen den G-Punkt-Orgasmus als »Zuwachs« beschreiben: Er dauert länger, breitet sich stärker im Körper aus, ist intensiver, tiefer ... Kein einziges Mal ist von »weniger« die Rede, wenn er mit dem klitoralen Orgasmus verglichen wird. Auch jene Frauen, die zunächst nur Schmerz verspürten und die in jeder Hinsicht durch die Hölle gingen (wir erinnern uns noch gut an das Schreien, die Beschimpfungen und die verzerrten Gesichter), erlebten den Orgasmus danach als erfüllender. Die Frauen, die nicht geantwortet haben, haben bei der ersten G-Punkt-Massage den Höhepunkt nicht erreicht.

Welche Prozesse sind nun für die Unterschiede in der orgastischen Erfahrung verantwortlich? Da ist zum einen die subjektive Erlebnissphäre mit ihren individuellen Gefühlsreaktionen. Doch auch auf objektiver Ebene lassen sich bedeutsame Unterschiede feststellen, welche die Physiologie, den Verlauf der Erregungskurve und die Art der energetischen Bewegung betreffen.

- Alice Kahn Ladas, Beverly Whipple und Harold Ladas beschreiben die physiologischen Unterschiede wie folgt: »Diese Frauen berichten, dass sich die Vagina im Augenblick des Orgasmus mit Ejakulation erstaunlich verändere. Zwei Phänomene wurden immer wieder beobachtet. Zunächst einmal kommt es zu keiner ›orgastischen Plattform‹ oder Verengung des Scheideneingangs, wie sie für den von Masters und Johnson beschriebenen Orgasmus charakteristisch ist. Diese Frauen berichteten, dass sich die Vaginalmuskulatur entspannt, statt sich zusammenzuziehen, und dass sich der Scheideneingang öffnet. Es ist möglich, dass es zu einer orgastischen Plattform kommt – zumindest in dem Sinne, dass das Gewebe am Scheideneingang anschwillt, dass sich aber die Entspannung des PC-Muskels und die Dehnung des Eingangs so stark auswirken, dass dieses Anschwellen dadurch aufgehoben oder aber kaum mehr bemerkbar wird. Das zweite Phänomen ist noch viel aufschlussreicher. Es ist das völlige Ausbleiben eines ›Tenting-Effekts‹, wie ihn Masters und Johnson beschreiben. Zu diesem kommt es beim Orgasmus durch Stimulieren der Klitoris, wenn sich das Innere der Vagina durch das Hochziehen des Uterus in den Unterleib aufbläht. [...] Beim Orgasmus mit Ejakulation kommt es oft zur entgegengesetzten Reaktion. Der Uterus zieht sich nicht hoch und vergrößert damit das Innere der Vagina, sondern er scheint nach unten zu drücken und damit den oberen Teil der Vagina zusammenzupressen und zu verkleinern [...] (A-Effekt).«[3] Wie wir sehen, zeigt der Vergleich der beiden Arten des Orgasmus, dass sogar die Organe sich unterschiedlich verhalten. Beim G-Punkt-Orgasmus entspannt sich der Scheideneingang, der sich sonst zusammenzieht und den Penis umfasst. Viele Frauen erleben dabei auch ein Drücken nach außen, so als wollte die Vagina etwas ausstoßen.

- Die Erregungskurve verläuft beim G-Punkt-Orgasmus nicht in einer Spitze, sondern das Energieniveau bleibt längere Zeit hoch – die Kurve bildet ein Plateau. Die Menge der mobilisierten Energie (die durch den grau punktierten Bereich angezeigt wird) ist also insgesamt höher als beim klitoralen Orgasmus. Aus diesem Grund wird der Höhepunkt auch als intensiver und tiefer erlebt.

- Die Richtung, in der die Energie sich ausdrückt, ist in beiden Fällen anders. Der Klitoris-Orgasmus verläuft explosiv, die Energie scheint sich von einem Zentrum nach außen auszudehnen. Dem G-Punkt-Orgasmus hingegen eignet eine implosive Qualität, bei der alles scheinbar in ein Zentrum stürzt.

Im Tantra gilt der G-Punkt gerade deshalb als »heilig«, weil er den Zugang zu dieser implosiven Form des Orgasmus erlaubt. Die frei gewordene Energie wendet sich nach innen und öffnet der Frau die Pforte zur Wahrnehmung einer Welt, die auf allen spirituellen Pfaden zum Ziel wird. Ein chinesisches Sprichwort bezeichnet den G-Punkt auch als »Palast des Yin« oder als »Sammelbecken der empfangenden Seite«.

Wenn wir die Ebenen des Orgasmus betrachten, wie sie das *Quodoushka* kennt (siehe *Tantra – Bewusstseinsentwicklung und sexuelle Ekstase*, S. 224ff.), und auf ihre Auswirkungen in den Chakren hin untersuchen, stellen wir fest, dass der Klitoris-Orgasmus der ersten Ebene entspricht und das erste, zweite und dritte Chakra einbezieht. Der G-Punkt-Orgasmus hingegen gehört bereits zur zweiten Ebene und berührt bis zum fünften Chakra alle Zentren.

Freud hatte also nicht ganz Unrecht, als er meinte, dass der vaginale Orgasmus »reifer« sei als der klitorale, auch wenn ihm noch viele Erkenntnisse (zum Beispiel über den G-Punkt) fehlten. Daher beging er einen großen Fehler: Er ordnete ihn der männlichen Penetration unter. Indirekt ist er dafür verantwortlich, dass die Quali-

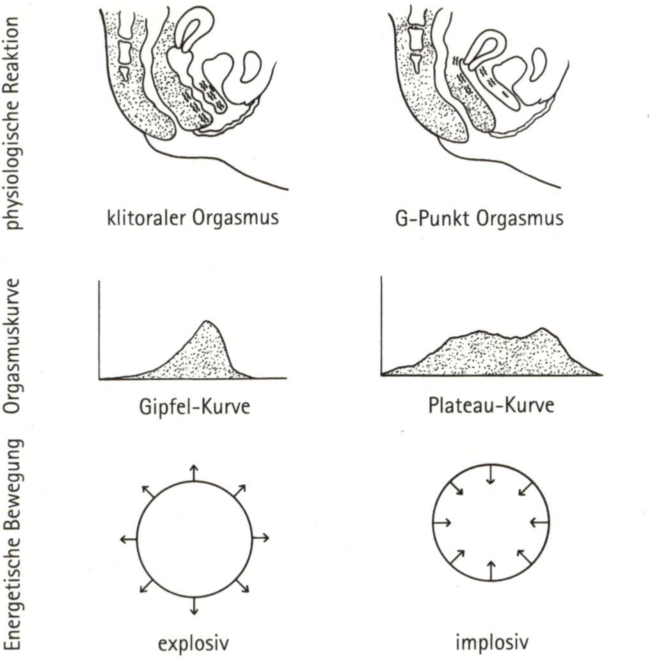

tät des weiblichen Orgasmus zur Männerdomäne wurde, und zog sich so den dauerhaften Zorn aller Frauen zu, die um ihre Befreiung kämpfen.

Shere Hite war es, die mit diesem Irrglauben endlich aufräumte. Heute wissen wir, dass Frauen sowohl durch Stimulierung der Klitoris wie auch durch Reizung des G-Punktes einen Höhepunkt erlangen können, und das sowohl allein wie mit Partner bzw. Partnerin. Da damit die Frage der Abhängigkeit endgültig vom Tisch ist, trifft sie allein die Entscheidung darüber, was ihr zusagt.

Unsere Position in dieser kontrovers geführten Diskussion ist eine durch und durch pragmatische: »Wenn

Gott den Frauen schon zwei Arten des Orgasmus geschenkt hat, dann sollten sie auch von beiden Gebrauch machen.« Frauen, die beide »Welten« ausreichend kennen gelernt haben, sollten sich nicht gedrängt fühlen, sich unwiderruflich für die eine zu entscheiden und die andere abzulehnen. Sie sollten einfach ausprobieren, was sie lieber haben. Eine Frau sollte diese Entscheidung nicht von irgendwelchen Moralfragen abhängig machen, sondern einzig und allein davon, was ihr in einem bestimmten Moment am besten gefällt. Ein befreiender, schneller, zuverlässiger Orgasmus? Oder eine Reise in die tiefsten Tiefen, in ihre ureigenste *terra incognita*? Die Antwort kann ganz verschieden ausfallen, je nachdem, wie viel Zeit ihr zur Verfügung steht, wie entspannt sie ist, wie gut sie sich mit ihrem Partner versteht, wie alt sie ist ... Viele Frauen berichten, dass sie den klitoralen Orgasmus in der Pubertät kennen lernten, während das Interesse an der »inneren Erschütterung« erst im Alter von etwa 30 Jahren kam.

Wenn Sie als Mann nun auf das doppelte Vergnügen der Frauen eifersüchtig werden sollten, so können wir Sie trösten. Der vom G-Punkt ausgelöste Orgasmus hat ein männliches Gegenstück: den Orgasmus, der von der Prostata (dem P-Punkt) ausgeht. Tatsächlich gibt es hier viele Parallelen: das anfängliche unangenehme Gefühl, das häufig von heftigem Brennen begleitet ist, das Auf und Ab der Gefühle, der Orientierungsverlust, das Aufgewühltsein, die Empfänglichkeit, das Eindringen in überraschende und tief gehende innere »Räume«.

Wie die Frau sich bei der Erforschung des G-Punktes mit ihren Schatten auseinander setzen muss, so erwarten auch Sie am P-Punkt zunächst schwierige Momente: die Schwierigkeit, sich von hinten penetrieren zu lassen; das Gefühl der Scham; das Tabu, sich gehen zu lassen; das Durcheinander der Energien; das Problem, dass man an diesem Punkt Lust empfindet; das Gefühl der Desorientierung und so weiter.

Andererseits ist der Lohn nicht zu verachten: Durch die Massage der Prostata (des P-Punktes) erlangen Sie Zugang zu Gefühlen und Seelenzuständen, die sich von Ihrem gewohnten Erleben massiv unterscheiden und daher Ihr Selbstbild von Grund auf verändern können. (Wie Sie das genau anstellen, erfahren Sie in unserem ersten Buch *Tantra – Bewusstseinsentwicklung und sexuelle Ekstase*, S. 240ff.)

Auch wenn die zwei Formen des weiblichen Orgasmus recht unterschiedlich erlebt werden, heißt das noch nicht, dass sie voneinander getrennt verlaufen müssen. Wenn Sie beide Formen kennen, werden Sie sich früher oder später fragen: Und was geschieht, wenn man beide anstrebt? Wenn man sie gar gleichzeitig erlebt? Nun, der praktischen Umsetzung dieses Begehrens steht nichts im Weg. Am einfachsten ist es, wenn Ihr Partner Sie mit dem Finger oder Penis am G-Punkt stimuliert, während Sie selbst sich um die Klitoris kümmern. Dann werden die beiden Formen der Lust nicht mehr separat erlebt, sondern können in einem orgasmischen Kontinuum zusammenfließen, das mehr ist als die Summe seiner Teile.

Bei Licht betrachtet entsteht zwar jeder Orgasmus in einem bestimmten Teil des Körpers. Doch von dort aus breitet er sich in Wellen über den ganzen Körper aus. Die Vorstellung, es gebe einen vaginalen und einen klitoralen Orgasmus, ist ohnehin nur ein kleiner Ausschnitt aus einem Gesamtbild, in dem es um ein energetisches Phänomen geht, das sich gut anfühlt – ganz unabhängig davon, wo dieses Wohlgefühl entsteht. In den Sexualpraktiken und Meditationen des Tantra werden darüber hinaus noch andere Arten des Orgasmus beschrieben, die eine andere Form annehmen, andere Energieströme verursachen und von anderen Punkten im Körper ausgehen. Manche sind körperlicher Natur, was bedeutet, dass sie von physiologischen Reaktionen begleitet sind, andere wiederum spielen sich nur auf der energetischen Ebene ab.

Hier ein paar Beispiele:

- Der vaginal-uterinale Orgasmus, der sich ohne die Stimulierung des G-Punktes einstellt
- Der anale Orgasmus
- Der Orgasmus an den Brustwarzen
- Der Orgasmus, der aus der Atmung entsteht (Chakra-Breathing, Feueratem usw.)
- Der Orgasmus des Herzens und andere Höhepunkte, die von der Kanalisierung sexueller Energien herrühren
- Spontane Orgasmen, die ohne Reibung in den Genitalien entstehen, zum Beispiel bei einer Kopfmassage, einer Akupunkturbehandlung, einem Tanz oder nach schnellem Laufen

Nachdem wir in unserem letzten Kurs zum ersten Mal 17 Frauen in der Kunst des kombinierten Orgasmus unterrichtet haben, haben wir beschlossen, diesem Thema auch hier im Buch mehr Raum zu widmen.

Der kombinierte Orgasmus

In den vorhergehenden Kapiteln haben wir uns mit dem G-Punkt vor allem im Hinblick auf Entspannung und Akzeptanz des Geschehens beschäftigt. Die Stimulierung der Klitoris wurde dabei bewusst außer Acht gelassen, um den »Geschmack«, ja die emotionalen Feinheiten des G-Punktes besser gegen die übliche Art des sexuellen Erlebens abgrenzen zu können. Doch natürlich müssen Sie nicht auf eine leidenschaftliche Stimulierung der Klitoris verzichten, um die implosiven Orgasmen des G-Punktes genießen zu können. Sobald Sie sich mit dem G-Punkt einigermaßen vertraut gemacht haben, ist es ohne weiteres möglich, Erregung und Entspannung ineinander fließen zu lassen. Der kombinierte Orgasmus (in der englischsprachigen Literatur als *blended orgasm* bezeichnet) wird so genannt, weil er die Empfindungstiefe des G-Punktes mit der Heißblütigkeit der Klitoris verbindet.

Da Sie nun den G-Punkt gut kennen, müssen Sie dabei natürlich nicht sämtliche Phasen wiederholen, die wir bei der Massage in Kapitel 2 beschrieben haben, sondern können sich direkt der Quelle der Lust zuwenden.

Am besten setzt sich der Mann mit gekreuzten Beinen seitlich neben die Frau, sodass ihr Oberschenkel auf seinem Knie zu liegen kommt. Auf diese Weise kann er mit der einen Hand vom Bauch her die Klitoris stimulieren (wobei der Handrücken nach oben weist), während er mit den Fingern der anderen Hand (und nach unten weisendem Handrücken) den G-Punkt massiert. Um Müdigkeit zu vermeiden, nimmt man die dominante Hand (meist wohl die Rechte) für den G-Punkt. In diesem Fall setzt man sich am besten an die rechte Seite der Partnerin.

Während der Mann die äußere Position einnimmt, achtet die Frau auf das, was in ihr passiert. Versuchen Sie nicht, dem Orgasmus nachzujagen. Lassen Sie sich von der Energie der Erregung tragen, bis Sie ein dauerhaft hohes Niveau erreichen.

Dann fängt der Mann an, mit sanften Berührungen die Klitoris zu erregen. Denken Sie daran, dass nicht jede Frau direkt an der Klitoris berührt werden will. Die Hirschfrau beispielsweise reagiert darauf sehr stark, sodass sie die direkte Berührung anfangs nicht erträgt. In diesem Fall packen Sie die Klitoris zwischen die äußeren Schamlippen und massieren Sie sie indirekt, bis Ihre Partnerin so erregt ist, dass eine direkte Berührung möglich ist.

Nach dem ersten erregenden Kontakt muss die Frau sagen, was sie nun gerne hätte. Sie beschreibt dem Mann, was ihr gut tut und was sie anders haben möchte, teilt ihm ihre Empfindungen mit, ihre Gedanken, angenehme oder überraschende Emotionen, Ängste, Lüste und so weiter.

Unter den verschiedenen Methoden, einen kombinierten Orgasmus zu erlangen, hat uns die Methode von Laura Corn[4] gut gefallen, weil sie sehr zuverlässig ist. Dabei teilt die Frau ihrem Partner den Grad ihrer Erregung mit, indem sie Zahlen von 1 bis 10 äußert. 1 bedeutet dabei: »Ich bin ein wenig erregt.« 5 heißt: »Ich bin auf halbem Weg zum Orgasmus.« Mit 10 ist gemeint: »Wenn du jetzt noch zwei Sekunden weitermachst, komme ich.«

Der Mann widmet sich der Klitoris, bis die Frau etwa Stufe 7 erreicht hat. Wenn sie so weit ist, hört er auf, die Klitoris zu stimulieren, lässt jedoch die Hand auf der Vulva ruhen, ohne den Kontakt zu unterbrechen. In der Zwischenzeit führt er einen oder zwei Finger in die Vagina ein und beginnt, den G-Punkt zu massieren. Halten Sie den Druck anfangs gering, um ihn dann allmählich zu steigern. Gehen Sie langsam zu vibrierenden Bewegungen oder zu einem eher rhythmischen Druck über, der die Berührung des Penis imitiert.

Die Bewegung der Hände verläuft im Takt. Drückt die eine Hand nach oben auf den G-Punkt, kommt die andere nach unten und berührt die Klitoris. Beide Hände bewegen sich also gleichzeitig. Da der Druck auf den G-Punkt normalerweise stärker ist als auf die Klitoris, sollten Sie wirklich bequem sitzen. Achten Sie darauf, dass Sie frei atmen können, und bleiben Sie geistig präsent. Die Bewegungen der Hände sollten vom *hara* ausgehen, dem Energiezentrum im Bauch, und nicht so sehr von der Muskelkraft getragen werden.

Nun beschreibt die Frau wieder mit den oben genannten Zahlen den Grad ihrer Erregung am G-Punkt, auch wenn diese sich von der durch die Klitoris verursachten Energie unterscheidet. Sobald sie bei Stufe 7 angelangt ist, hört der Mann auf, den G-Punkt zu massieren, lässt den Finger in der Vagina ruhen und beginnt, mit der anderen Hand wieder die Klitoris zu streicheln. Ist die Frau dort wieder bei Stufe 7 angelangt, geht der Mann wieder zur Massage des G-Punktes über. Dieser Zyklus sollte wenigstens viermal wiederholt werden. So wird die Frau immer erregter, und ihr Körper gewöhnt sich daran, auf der Welle der Lust zu reiten, ohne dass sich sofort ein Orgasmus einstellen muss.

Wenn sie zum letzten Mal am G-Punkt bei der 7 ankommt, beginnt ihr Partner, nun gleichzeitig die Klitoris zu reizen, bis die Frau auch dort Stufe 7 erreicht hat. Wenn beide Punkte gleich stark stimuliert sind, macht der Mann weiter, bis Stufe 8 und 9 sich einstellen. Auf dieser Ebene bleibt er nun etwa zehn Minuten lang, ohne die Frau jedoch auf Stufe 10 zu bringen. Erst dann intensiviert er seine Bemühungen, damit seine Partnerin auf Stufe 10 vordringen und einen kombinierten Orgasmus erleben kann.

Auch dieser Orgasmus erweist sich nicht als einzelner Höhepunkt, sondern zieht sich entsprechend in die Länge. Häufig zeigt er sich auch als tiefe, intensive Entspannung oder als Sog der Leidenschaft, dessen widersprüchlichen Empfindungen man nicht mehr folgen, dem man sich nur noch hingeben kann. Man sollte sich diese Art des Höhepunktes nicht wie einen üblichen, bekannten Orgasmus vorstellen. Der kombinierte Orgasmus unterscheidet sich sowohl vom klitoralen als auch vom G-Punkt-Orgasmus. Er weist einige Charakteristika beider Formen auf, hat aber ein völlig eigenes Profil.

Mitunter kommt er in Wellen, die kommen und gehen, zurückkommen, einen Gipfel erreichen, verschwinden und plötzlich wieder da sind ... Es ist schön, auf diesen Wellen zu tanzen, sich der Lust des Augenblicks hinzugeben, diese Lust einzuatmen, ihr auf ihren verschlungenen Pfaden zu folgen und der Energie dieser Lust in unwillkürlichen Lauten Ausdruck zu verleihen.

Wenn diese Energie dann so stark wird, dass sie vom Becken in den Körper aufsteigt, bewegen Sie das Becken, wie es Ihrer Lust dient, wobei Rücken und Nacken locker bleiben, sodass die Bewegungen von unten ausgehend über den ganzen Rücken hin fließen und die Energie nach oben tragen.

In diesem Augenblick lassen Sie vollständig los. Lassen Sie die Energie durch sich hindurch, als wären Sie ein Rohr. Geben Sie sich den Wellen hin, die vom Becken ausgehen und Sie durchlaufen, bis sie als Seufzer, Stöhnen, als Ooohs und Aaaahs aus Ihrer Kehle hervorbrechen, Ihre Arme wild durcheinanderschütteln, Ihren Kopf hin und her werfen ...

Nach dem ersten Orgasmus, der gewöhnlich noch ziemlich explosiv verläuft, sollten Sie sich einen Moment ausruhen, bevor Sie den Mann auffordern, den ganzen Prozess von neuem zu beginnen. So erreichen Sie andere Orgasmen, die sich allmählich mehr nach innen richten und Sie empfangsbereiter, entspannter, ausgedehnter, zarter zurücklassen und sogar eine beinahe meditative Qualität annehmen können.

Am Ende können Sie die Hand aufs Herz legen, um all die Energie ins Zentrum Ihrer Liebe zu leiten, während der Mann Ihre Muschel mit der Hand verschließt, um Ihnen in jenem Körperteil, der sich eben so sehr geöffnet hat, ein Gefühl der Sicherheit zu geben.

***

Der kombinierte Orgasmus ist es wirklich wert, entdeckt zu werden, wenn man mit dem G-Punkt allein schon einige Erfahrung gesammelt hat. Erforderlich sind dafür Geduld, der Wille, sich dem Partner mitzuteilen, und auch ein wenig Übung, bis die beiden Orgasmusformen tatsächlich einen Zusammenklang finden. Im Durchschnitt braucht es zwischen drei und vier Sitzungen, bevor dies wirklich gelingt. Doch auch die Paare, bei denen der kombinierte Orgasmus sich nicht sofort eingestellt hat, berichten, dass die »Übung« sehr reizvoll war und dass sie auf jeden Fall weiter experimentieren wollen.

Für den Anfang sollte man einige Punkte berücksichtigen:

- Für den Mann gilt, dass er hier – wie bei jeder anderen Kunstform – Übung braucht, um die Bewegungen der Hände zu koordinieren, da diese gleichzeitig auf zwei verschiedene Punkte einen unterschiedlich starken Druck ausüben müssen. Wenn Sie nicht sicher sind, ob Neigungswinkel, Rhythmus und Druck stimmen, lassen Sie sich von Ihrer Partnerin zeigen, wie sie es gerne hätte.
- Für die Frau ist es ebenfalls nicht einfach, sich gleichzeitig auf zwei verschiedene Punkte zu konzentrieren. Übung macht auch hier die Meisterin.
- Mitunter vergisst die Frau, anzuzeigen, wenn sie auf Stufe 7 bzw. 9 angekommen ist, weil sie so sehr ins Geschehen eingetaucht ist. In diesem Fall sollte der Mann sie daran erinnern.
- Wenn Sie als Frau erotische Fantasien benützen, tun Sie das bitte nur zu Anfang, ohne sich allzu lange auf die geistigen Bilder zu konzentrieren. Lassen Sie die Energie vielmehr in den Körper fließen, und sorgen Sie dafür, dass sie sich dort ausbreitet.
- Wenn die Erregungswellen sich brechen und es schwierig wird, die Bewegungen zu kontrollieren,

sollte der Mann seine Partnerin weiter am G-Punkt stimulieren, während die Frau sich selbst die Klitoris massiert, um Rhythmus und Druck besser koordinieren zu können. Dann kann der Mann einen weiteren Reiz hinzufügen, indem er mit der Handfläche auf den Unterbauch der Frau direkt oberhalb des Venushügels drückt. Auf diese Weise wird der G-Punkt zusätzlich von außen stimuliert.

- Unternehmen Sie als Frau dieses Experiment allein, dann massieren Sie mit dem Vibrator den G-Punkt und mit der Hand die Klitoris. Diese Variante setzt allerdings ein gewisses Geschick voraus, das erst eingeübt werden will.
- Am wichtigsten aber sind ein fester Vorsatz und geistige Offenheit. Nachdem Sie die Grenzen auf der Landkarte Ihrer Sexualität erweitert haben, indem Sie sich auf den G-Punkt konzentrierten, erwartet Sie mit dem kombinierten Orgasmus eine völlig neue Erfahrung, die Sie mit einer ungewohnten Form ganzheitlichen Erlebens bekannt macht.

Cinzia

Das erste Mal war wirklich nicht ganz einfach. Anfangs war ich viel zu sehr auf die Technik konzentriert, auf die Erregungsstufen und die Informationen, die ich meinem Partner geben sollte. Daher habe ich am G-Punkt nichts weiter als die üblichen unangenehmen Gefühle gespürt. Als dann die Energie plötzlich anstieg, bekam ich Angst und begann mich zu fragen: »Wo wird das enden, wenn ich jetzt loslasse?« Diese Angst sorgte dafür, dass die Erregung wieder auf Stufe 1 fiel, also fingen wir quasi von vorn an. Beim zweiten Mal wussten wir beide schon, was uns erwartete, und machten uns nicht mehr so viele Gedanken über die technischen Aspekte. Ich konzentrierte mich auf meine Lust und konnte mich besser gehen lassen. Beim dritten Mal gelang es mir fast, die beiden Orgasmen zusammen zu erleben, und beim vierten Mal klappte es dann. Ich empfand eine unendliche Lust, die gar nicht mehr aufhören wollte. Diesen neuen Orgasmus genoss ich gleich mehrere Male. Es war einfach toll.

Sabrina

Das war wirklich Spitze. Von den vielen Experimenten, die ich in meinem Sexualleben je gemacht habe, war der kombinierte Orgasmus das Allerbeste! Normalerweise erlebe ich meinen Körper recht unterschiedlich: chronische Spannungen im Zwerchfell, eine gewisse Trennung zwischen Kopf und Körper, Druck in der Brust, die Schultern immer leicht angespannt. Dieser Orgasmus aber hat all das einfach hinweggefegt. Er schoss wie eine Rakete durch jeden angespannten Körperteil. Ich fühlte mich wie ein leeres Rohr. Kein Widerstand, nirgends. Am Tag danach haben wir eine stille Meditation gemacht, bei der wir nur auf den Atem achteten. Das fällt mir normalerweise schwer. Dieses Mal aber empfand ich eine unglaubliche Freude, als ich eine geschlagene Stunde auf meinem Meditationskissen saß. Ich fühlte mich klar und heiter. Der Körper vibrierte immer noch vom Orgasmus des vorhergehenden Tages. Ein lautes Ja zu mir selbst erfüllte mich. Drei Tage lang fühlte ich mich so leicht und locker, dass die Rückkehr in die Arbeit, die Beziehung zu meinem Mann, die Kinder, die sich dauernd in den Haaren liegen, alles, was mir sonst so schwer fällt, einfach mit mir mitzufließen schien.

Andere sensible Punkte

Während der Vaginamassage entdecken die meisten Frauen noch andere sensible Punkte. Obwohl keiner davon so starke Emotionen auslöst wie der G-Punkt, können auch sie zur Quelle der Lust werden.

Ilaria
Am Drei- und am Sechs-Uhr-Punkt empfand ich in etwa drei Zentimeter Tiefe ein angenehm zartes Kitzeln. Irgendwie schienen diese Punkte sich immer mehr zu öffnen und immer unersättlicher zu werden. Das Gefühl erinnerte mich irgendwie an die Kindheit, wenn ich mich so wohl fühlte, dass ich glaubte, all die Freude nicht ertragen zu können.

Viola
Am Drei-Uhr-Punkt habe ich, etwa in der Mitte der Vagina, ein tief sinnliches Gefühl verspürt, bei der Stimulierung am Acht-Uhr-Punkt hingegen überfiel mich plötzlich Trauer. Als mein Partner den Neun-Uhr-Punkt massierte, stellte sich eine so intensive Freude ein, dass ich vor Glück weinte und das Gefühl hatte, wieder Kind geworden zu sein. Am tiefsten Punkt, etwa an der Sechs-Uhr-Stelle, spürte ich hingegen eine elektrische Entladung, gefolgt von einem merkwürdigen Sog. Da waren auch noch andere angenehme Empfindungen, die ich aber nicht so genau beschreiben kann. Sie wechselten immer, je nachdem, welcher Punkt gerade massiert wurde.

Nicoletta
Tief in der Vagina, unter dem Gebärmutterhals, ist ein Raum, der erst nach einer gewissen Zeit der Penetration entsteht. Vorher hält er sich eher bedeckt. Wenn dieser Raum sich öff-

net, ist er extrem reizempfindlich. Findet dort eine Berührung statt, fühlt sich das an, als fließe ein Wassertropfen langsam den Rücken hinab.

22.a *Kennen Sie neben dem G-Punkt noch andere sensible Bereiche in der Vagina?*

Ja	39
Nein	2
Keine Antwort	24
Gesamt	*65*

22.b *Wenn ja, wo befinden sie sich?*

Am Ein-Uhr-Punkt	3
Am Zwei-Uhr-Punkt	2
Am Drei-Uhr-Punkt	9
Am Vier-Uhr-Punkt	1
Am Fünf-Uhr-Punkt	1
Am Sechs-Uhr-Punkt	14
Am Sieben-Uhr-Punkt	1
Am Acht-Uhr-Punkt	2
Am Neun-Uhr-Punkt	7
Am Zehn-Uhr-Punkt	3
Am Elf-Uhr-Punkt	3
Am Zwölf-Uhr-Punkt	15

22.c *In welcher Tiefe befinden sich die Punkte?*

Am Eingang der Vagina	16
Etwa in der Mitte	17
Tief drinnen, etwa am Gebärmutterhals	13

In diesem Erfahrungsberichten gibt es einige unerwartete Elemente, die unserer Ansicht weiter erforscht werden sollten.

- Mehr als die Hälfte der Frauen berichtet von anderen sensiblen Punkten in der Vaginalwand.
- Diese Punkte sind keineswegs gleichmäßig verteilt, sondern finden sich quasi an den Eckpunkten eines imaginären Kreuzes wieder. Der G-Punkt selbst ist nicht der einzige sensible Punkt, der sich am Zwölf-Uhr-Punkt findet. Man könnte diesen Bereich – wie die Sexualwissenschaftler es tun – den A-Punkt nennen. Er liegt zwischen dem G-Punkt und dem Gebärmutterhals. Anders als der G-Punkt weist er kein anderes Gewebe auf als die Vaginalwand. Eine unserer Kolleginnen empfiehlt Frauen in den Wechseljahren, diese Zone zu massieren, weil sie für den Ausstoß von Gleitflüssigkeit sorgt und erotische Empfindungen ermöglicht.

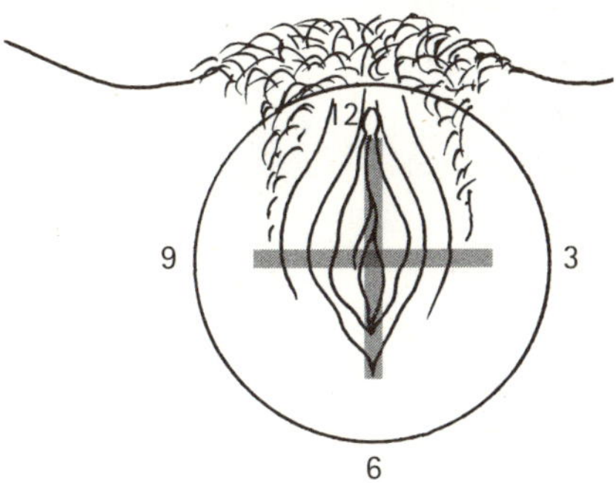

Sensible Punkte

Das Erstaunliche an diesem Ergebnis ist, dass es beinahe keine Unterschiede gibt, was die von uns in drei Abschnitte eingeteilte Tiefe der Vagina betrifft. Dieses Resultat widerspricht nämlich den Forschungsergebnissen der modernen Sexualwissenschaft, welche das erste Drittel der Vagina, also jenen Bereich unmittelbar am Scheideneingang, als sensibelsten Bereich betrachtet.[6]

5

Ein Vorgeschmack auf die tantrische Vereinigung

Sich vollkommen hingeben

Die Kunst, einen wunderbaren Orgasmus zu erfahren, der Sie zutiefst befriedigt, ist keineswegs nur eine Frage der Technik, wie uns dies viele amerikanische Ratgeber vom Typus »202 Methoden, IHR Vergnügen zu bereiten« oder »In sieben Minuten zum Ultra-Orgasmus« einreden wollen. Andererseits geht es dabei auch nicht nur um eine Innenschau, wie die Psychoanalytiker uns glauben machen wollen. Vielmehr ist es die Kombination dieser beiden Methoden, die zum Erfolg führt. Wie in allen anderen Künsten (von der Malerei bis hin zur Kochkunst) ist auch hier ein gewisses »handwerkliches Geschick« vonnöten, genauso entscheidend aber ist die Bereitschaft, sich selbst vollkommen in Frage zu stellen. Bewusstsein und Unbewusstes, Verstand und Gefühle, Körper und Geist: Alles ist hier beteiligt. Wenn Sie dann noch das entsprechende Quäntchen Begeisterung mitbringen, ist der Erfolg Ihrer Entdeckungsreise so gut wie sicher.

Alle Frauen möchten sich mehr gehen lassen können, doch bei genauerer Betrachtung entdecken wir hinter diesem Wunsch höchst ungenaue Vorstellungen.

Der spirituelle Weg des Tantra betont, anders als Yoga, wo die Disziplin im Vordergrund steht, die Notwendigkeit, sich auf tiefgründige Weise »gehen zu lassen«. Im Tantra gibt es zu diesem Zweck eine Reihe von Techniken – oder besser gesagt »Wegweisern« –, deren Ziel nicht blutleere Anpassung, sondern vollkommene Hingabe an unsere Essenz ist.

Um das Wesen dieser Hingabe besser zu begreifen, wollen wir zunächst untersuchen, was sie ist bzw. nicht ist und mit welcher inneren Fehlhaltung sie leicht verwechselt werden kann.

Keine Opferhaltung

Wenn Sie als Frau daran gewöhnt sind, sich dem Mann in der Form »hinzugeben«, dass Sie beim Sex sich selbst, Ihre Bedürfnisse, Impulse und Wünsche vernachlässigen, weil er es so will oder Sie ihn binden möchten, dann werden Sie nach einer gewissen Zeit nicht mehr wissen, wie Ihre innersten Wünsche aussehen, welche Art der Lust Ihr Körper suchen würde, wenn er von allen Bindungen frei wäre. Immer wenn Sie Ihre Wünsche den seinen opfern, wird Ihre Sexualität verletzt. Schließlich wird Ihre Leidenschaft vollkommen erlöschen. Ein schlimmes Ende, das leider für allzu viele Paare zum Alltag geworden ist. Dann kommt es zu berühmt-berüchtigten Aussagen wie: »Ich liebe ihn ja, aber im Bett macht es mir überhaupt keinen Spaß mehr.« Das ist keine Hingabe im spirituellen Sinn. Es ist nicht einmal Liebe, sondern schlichte Resignation.

Ob Sie sich aufopfern, erkennen Sie klar an bestimmten Gesten und Haltungen:

- Wenn er Sie ruft, reagiert Ihr Körper schon automatisch.
- Sie achten ständig darauf, wie er sich fühlt.
- Sie halten den Kopf immer ein wenig nach vorn geneigt, während das Becken leicht zurückgezogen ist.
- Wenn Sie die Augen schließen, um auf Ihren Körper zu hören, spüren Sie, dass Ihr Herz allen offen steht, während Sie im unteren Körperteil - Bauch, Becken, Beine - fast nichts fühlen.
- Ihr Atem ist oberflächlich und flach, weil Sie daran gewöhnt sind, ständig auf andere Menschen bzw. Ereignisse zu achten statt auf sich selbst.
- Während Ihr Partner mit Ihnen die G-Punkt-Massage machte, haben Sie sich ständig gefragt, wie es ihm dabei wohl geht. Sie hatten Angst, zu viel von ihm zu verlangen, empfanden Schuldgefühle und dachten darüber nach, wie Sie ihm diese Mühe irgendwie wieder vergelten können.

Wenn Sie sich hier wiedererkennen, sollten Sie als Erstes versuchen, das verlorene Bewusstsein Ihrer selbst wieder zu erlangen. Atmen Sie tiefer, und konzentrieren Sie sich auf Ihre körperlichen Empfindungen, wenn Sie Liebe machen. Lassen Sie sich am magischen Punkt massieren und vergelten Sie dies Ihrem Partner nicht mit treu sorgender Aufopferung, sondern damit, dass Sie sich ihm beim nächsten Mal ganz hingeben und Ihre Lust genießen. Ihre Lust auszukosten ist der Schlüssel, um die Leidenschaft wieder zu erwecken. Dies ist das größte Geschenk, das Sie Ihrem Partner machen können. Wenn dieses Thema Sie interessiert, finden Sie mehr dazu in unserem Buch *Tantra in der Zweierbeziehung*.

Hingabe ist etwas, das wir alle gerne hätten, wenn nur ... So wird sie für uns zur unerreichbaren Sehnsucht statt zur Wahl, die wir selbst treffen. Dann heißt es: »Ich würde mich ja gerne gehen lassen, aber ...« Wir setzen also voraus, dass es ohnehin nicht möglich sein wird. Gleichzeitig schaffen wir uns eine glänzende Ausrede: »Ich wäre ja bereit, mich hinzugeben, aber jemand (oder etwas) hindert mich daran.«

Klassische Beispiele sind: Ich würde mich ja hingeben,

- wenn mein Partner nur sensibler wäre.
- wenn ich nicht als Kind so viele Traumata erlitten hätte.
- wenn ich nur entspannter wäre.
- wenn mein Mann sich nicht so benommen hätte.
- wenn die Kinder mich nicht so viel Kraft kosten würden.
- wenn es den 11. September 2001 nicht gegeben hätte.

Auf diese Weise kommt es nie zu der Situation, in der Sie sich wirklich hingeben. Irgendetwas gibt es immer, das Sie daran hindert. Lieber leben wir weiter mit unseren Ausreden und reden uns ein, dass wir ja gerne würden, aber nicht können. Und währenddessen zieht das Leben an uns vorbei, bis wir eines Tages sagen: »Jetzt wäre ich bereit, mich hinzugeben, wenn ich nur ein bisschen jünger wäre.«

Doch diese Art zu denken erzeugt einen geistigen Kurzschluss, der nur auf den ersten Blick logisch gerechtfertigt, ja sogar natürlich erscheint. Für das Leben als Paar aber bedeutet er den Bankrott. Betrachten wir eine der obigen Aussagen ein wenig genauer: »Ich bin viel zu gestresst und kann mich deshalb nicht gehen lassen.« Dies ist die Seite der Medaille, welche die Frau sieht. Auf der anderen steht geschrieben: »Weil ich mich nicht gehen lassen kann, stehe ich dauernd unter Stress.« Auf diese Weise schließt sich der Kreis. Die beiden Einstellungen verstärken sich gegenseitig. Die wahre Herausforderung besteht hier nicht in der Stressbewältigung, die ja auch eine sehr bequeme Ausrede bietet, sondern in der Bereitschaft und Fähigkeit, loszulassen und zum Partner zu sagen: »Ich will am G-Punkt massiert werden, weil ich so fürchterlich im Stress bin. Machst du das heute Abend?« Dann bringt die tantrische Massage jene inneren Konflikte zum Vorschein, auf Grund derer der Stress entsteht. So kann die Betroffene sie bewusst wahrnehmen, sich ihnen stellen und sich darum kümmern.

Suchen Sie nicht nach Sicherheit

Viele Frauen möchten sich zwar hingeben, jedoch ohne ein Risiko einzugehen, ohne das Leben zu sehr zu verändern, ohne große Erschütterungen, ohne unangenehme oder destabilisierende Erfahrungen, ohne die Gewohnheiten, Denkmuster und Sicherheiten innerhalb der Beziehung in Frage zu stellen.

Wenn es um die Sicherheit innerhalb einer Partnerbeziehung geht, denken wir meist: »Zuerst muss ich Vertrauen zum Partner fassen, dann kann ich mich öffnen.« Dieser Denkfehler ist weit verbreitet, hat mit der Wirklichkeit einer Beziehung aber gar nichts zu tun. Vertrauen wächst uns nämlich nicht von außen zu. Äußere Garantien für ein Happy End gibt es nicht. Dies ist nichts weiter als eine Illusion, die aus dem Wunsch erwächst, es möge so sein. In Wirklichkeit öffne ich mich, wenn ich Vertrauen fasse. Damit schaffe ich einen Raum, in dem ich dem anderen, der sich seinerseits vertrauensvoll öffnet, mein Vertrauen anbiete. Vertrauen ist also nichts, was man nimmt. Man gibt es als Geschenk an den anderen, ohne vorher zu wissen, ob er es annehmen wird. Außerdem: Nicht umsonst steckt in Vertrauen das Wort »sich trauen«. Um Vertrauen handelt es sich dann, wenn man dieses Geschenk unabhängig vom Ausgang des Unternehmens macht. Wenn man sich öffnet, obwohl das Risiko besteht, nicht geliebt oder enttäuscht zu werden. Vertrauen bedeutet, sich auf eine Begegnung einzulassen, ohne zu wissen, ob sie am nächsten Tag mit dem Frühstück endet oder uns vor den Altar führt.

Daher ist Vertrauen ein Geschenk an uns selbst, das wir uns machen, während wir uns dem Partner öffnen. Denken Sie an die G-Punkt-Massage! Wie oft ist es Ihnen gelungen, die Empfindungen des Augenblicks vertrauensvoll anzunehmen? Und wie oft haben Sie vom Partner erwartet, dass er etwas tut, was Sie beruhigt? Jede Berührung am G-Punkt ist eine Übung zur Entwicklung von Vertrauen in uns selbst. Auf körperlicher Ebene ist sie wie ein Spiegel, in dem sie von Mal zu Mal erkennen können, wie viel Vertrauen Sie sich selbst schenken.

Rennen Sie nicht irgendwelchen Idealen nach

Viele Frauen haben eine recht konkrete Vorstellung vom idealen Mann, der idealen Beziehung, der idealen Sexualität. Heimlich nähren sie die Hoffnung, irgendwann einmal das Wunderland zu finden, wo der Märchenprinz mit Super-Sex auf sie wartet. Wenn sie sich dann bei der G-Punkt-Massage ihrer eigenen Sexualität hingeben und diese den Idealvorstellungen nicht entspricht, werden sie zur Furie. Und suchen schleunigst einen Sündenbock: den Mann, die Methode, den abnehmenden Mond usw.

Sie machen sich nicht klar, was ihre Ideale letztlich sind: Ideale sind größtenteils Mittel, um Mängel im Ich und im eigenen Leben zu überdecken. Diese wiederum entstehen daraus, dass man sich dem Leben nicht vollständig hingibt, es nur zur Hälfte lebt, nur die »guten« Gefühle annimmt und die »schlechten« aussortiert.

Ein Beispiel: Wenn eine Frau Schwierigkeiten hat, ihre Wut zu akzeptieren, wird sie im Leben nach Harmonie streben: in sich, in der Beziehung, im Bett (wie langweilig!), überall. Wenn sie dann in diesem Buch liest, dass die Massage des G-Punktes uns mit einer Vielzahl von Emotionen bekannt macht, denkt sie: »Na ja, dass Frauen mit einem konfliktreichen Leben wie meine Arbeitskollegin zum Beispiel unangenehme Gefühlszustände erleben, ist ja wohl klar. Ich aber bin ruhig und ausgeglichen. Mir wird das nicht passieren. Ich werde Frieden und Glück erfahren und schließlich gleich zur mystischen Vereinigung gelangen.« Nur funktioniert der G-Punkt so leider nicht. Er wird ihr genau jenes Gefühl servieren, das sie seit so langer Zeit meidet: Wut.

Denn der G-Punkt beschert uns nicht die erhofften Gefühle, sondern jene, mit denen wir uns auseinander setzen müssen, um wachsen zu können.

Präsent bleiben

Wenn sie von totaler Hingabe hören, träumen viele Frauen von einem kitschigen Liebesroman, in dem sie »einen tiefen Seufzer tun, bevor sie bewusstlos in die Arme des Kavaliers sinken«. Diese Form der Hingabe bringt Sie aber nicht weiter, weil Sie im entscheidenden Augenblick nicht präsent sind. Es kommt zwar zur Hingabe, doch Sie sind quasi nicht anwesend. Das Bewusstsein hat sich aus dem Staub gemacht, daher ist die Hingabe umsonst. Wirkliche Hingabe ist begleitet von der klaren Bewusstheit des Augenblicks, in dem das Ich seinen Widerstand aufgibt. Nur dann kann dieses subtile Loslassen auch von Leidenschaft begleitet sein.

Hingabe bedeutet keineswegs, dass die Sinne abgeschaltet werden. Sie hat nichts mit diesen autosuggestiven Tagträumen zu tun, in denen wir uns verlieren, und wenn wir angesprochen werden, können wir nur noch antworten: »Entschuldige. Ich war gerade mit meinen Gedanken woanders.« Hingabe bedeutet nicht, dass man das Bewusstsein in Ferien schickt, um von nun an ständig abwesend zu sein. Ganz im Gegenteil: Hingabe erfordert unsere volle Präsenz. Wenn Sie sich hingeben, sind Sie ganz, lebendig, strahlend, da. Sie sind wach und erleben den Augenblick in seiner ganzen Intensität.

Die leichte Mattigkeit der Sinne, welche die Mehrzahl der Menschen nach dem Orgasmus erfährt, hat ebenfalls nichts mit Hingabe zu tun. Sie ist nur Flucht vor dem bewussten Erleben der Energiewelle, die uns in diesem Augenblick durchströmt.

Als Mann sollten Sie vor allem darauf achten, die verwirrenden Formen der »Hingabe«, die Ihre Partnerin entwickelt, nicht persönlich zu nehmen. Beziehen Sie all das nicht auf sich selbst, sondern machen Sie sich klar, dass sie sich dabei mit ihren Schwachpunkten auseinander setzt, die aus ihrer ganz persönlichen Geschichte entstanden sind und mit der gegenwärtigen Beziehung nichts zu tun haben.

Sollten Sie sich entschließen, mit Ihrer Partnerin in all die Sackgassen einzutauchen, die wir oben beschrieben haben, landen Sie im Treibsand ihrer Gefühle und gehen mit ihr zusammen unter. Für die Beziehung ist dies das Tor zur Hölle. Wenn Sie versuchen, anders zu sein, als Sie sind, und beispielsweise versuchen, auf alle Wünsche Ihrer Partnerin einzugehen, um ihr Vertrauen zu erwecken, ihren Idealen zu entsprechen und sich mit ihr in dieses halb bewusste Reich zu begeben, dann wird sie Ihnen eines Tages die Rechnung präsentieren. Ganz egal, wie viel Sie für sie tun, irgendetwas wird immer fehlen. Sie wird Ihnen sagen, dass sie Ihnen zwar mehr vertraue als früher, aber leider immer noch nicht ganz; dass sie Sie zwar liebt, Sie sich aber trotzdem ändern sollten; dass sie Ihnen gegenüber zwar Nähe empfindet, aber diese sei nicht so, wie sie sich das erwartet habe und so weiter.

Während der G-Punkt-Massage wird sie Ihnen sagen:

»Warte! Das tut weh! Hier darfst du nicht drücken. Massiere doch ein bisschen stärker! Pass besser auf! Nicht mit dieser Hand! Das war zu stark. Ich habe doch gesagt, ein bisschen stärker, aber nicht so! Lieber Himmel, so nicht ...« Vielleicht beschwert sie sich ja auch in anderen Augenblicken der Nähe ständig.

Wissen Sie, weshalb sie mit Ihnen nie zufrieden ist? Weil Sie mit sich selbst nie zufrieden sind. Wissen Sie, weshalb sie nie richtig Vertrauen zu Ihnen fasst? Weil Sie sich selbst nicht vertrauen. Sie haben sich ihr angepasst und sind sich nicht treu geblieben. Sie haben sich selbst verraten. Doch eine Frau, die sich auf die Untiefen ihrer eigenen Gefühle einlässt, die sich dem Labyrinth ihrer Innenwelt jenseits allen logischen Begreifens stellt, sucht keinen anpassungsfähigen, willigen Mann, sondern einen, der bei sich selbst bleiben kann, der in seiner Männlichkeit verankert, sich seiner inneren Prozesse bewusst ist und sich nicht von diesem sicheren Pol abbringen lässt, den das Sich-Wohlfühlen in der männlichen Haut schafft.

An diesem Punkt gibt es vermutlich einige Fragen: »Was heißt denn nun ›sich hingeben‹?« Und: »Was bedeutet ›sich gehen lassen‹?« Wenn es dabei nicht darum geht, sich für den Partner aufzuopfern, mit nichts hinter dem Berg zu halten; wenn es keine Sicherheiten schafft, aber auch nicht heißt, dass man die Achtsamkeit sausen lässt – worum geht es dann?

Sich der sexuellen Energie anvertrauen

Wenn Sie sich der sexuellen Erfahrung vollkommen hingeben, trägt die absolute Hingabe an den Sex Sie über die Grenzen der Sexualität hinaus. Sie verbindet Sie mit jener Energie, die sämtliche Lebewesen durchdringt, mit der Quelle des Lebens. Das Sexualzentrum, im Tantra auch das erste Chakra genannt, ist der Ort in Ihrem Becken, der für Lust und Erregung sorgt. Es verbindet den Menschen mit dem Tierreich. Im ersten Chakra gibt es kein Denken. Beziehungen zählen hier nicht. Es kennt keine Zweifel, weil es nur instinktiv reagiert. Es steht mit der puren Körperkraft in Verbindung. Daher ist ihm auch ein gewisses Vertrauen eigen, ein im eigenen Körper verankertes Gefühl der Sicherheit, die tief in uns empfunden wird.

Problematisch ist nur, dass in den zivilisierten Kulturen diese Eigenschaften wenig gelten. Die Instinktnatur des ersten Chakras ist von einer langen Reihe von Verboten und Tabus begraben, vor allem bei Frauen.

Wie wir in Kapitel 3 sehen konnten, ist der Weg zurück zum Vertrauen in die eigene Sexualität lang und führt durch ein Dickicht von Ängsten, Schwierigkeiten, Nervenkrisen, Schuld- und Schamgefühlen sowie der Empfindung persönlicher Unzulänglichkeit. Dieses Dickicht streifen Sie jedes Mal, wenn Sie erregt oder erotisch aufgeladen sind. Doch wenn der G-Punkt stimuliert wird, erheben sich die Ungeheuer aus ihrem Versteck und bauen sich vor Ihnen auf wie in der Geisterbahn. Wenn Sie sich erschrecken lassen und fliehen, bleibt Ihnen die Angst erhalten. Sehen Sie den Monstern jedoch ins Auge, kuscheln sie sich friedlich zusammen und verlieren ihr Furcht einflößendes Äußeres.

Jedes Mal, wenn Ihr G-Punkt berührt wird, bietet sich Ihnen eine unschätzbare Gelegenheit, einen der Schleier zu entfernen, die Ihr Sexualzentrum verhüllen. Damit setzen Sie wieder ein bisschen mehr Energie frei, bis Sie die innere Sicherheit finden, um sich vollkommen hinzugeben. Dann wirkt der Kurzschluss, der Sie vorher geschwächt hat, mit einem Mal in die andere Richtung: Jede Erfahrung der Hingabe verstärkt Ihre Sicherheit und Ihre Stärke, was Sie dazu veranlasst, sich erneut hinzugeben. Dies wiederum schenkt Ihnen wieder mehr Kraft und so weiter. Auf diese Weise wird die Suche nach Ihrer ursprünglichen Sexualität nicht nur zur Quelle authentischer Lust, sondern führt Sie auch tief in die Grundfesten Ihres Selbst.

Damit wird etwas in Ihnen freigesetzt. Ihre Beziehung zum Männlichen, vor allem zu Ihrem Partner, nimmt eine neue Qualität an. Ist nämlich Ihr eigenes Sexualzentrum offen, und zwar aus dem einfachen Grund, weil Sie sich gerne öffnen, dann entspannt sich auch das erste Chakra Ihres Partners. So wird es für beide leichter, sich auf körperlicher Ebene aufeinander einzustellen. Sobald aber die Körper miteinander auskommen, lösen sich viele so genannte »Kommunikationsprobleme« bzw. Meinungsverschiedenheiten ganz von selbst. Denn Nähe entsteht nun einmal aus dem Körper, nicht aus dem Geist. Wenn Sie Ihre Beziehungen einmal genauer untersuchen, werden Sie feststellen, dass man dazu neigt, den Mangel an Nähe, der sich ergibt, wenn die Körper energetisch dicht machen, mit Worten zu füllen. Worte, die sich auf Grund ihrer verstandesmäßigen Natur zu langen Diskussionen verketten und schon deshalb nicht in der Lage sind, dieses intime Einverständnis herzustellen, das der Körper uns schenken würde, wenn wir ihn nur ließen. Sind wir jedoch in der Lage, mit dem Körper zu kommunizieren, öffnet sich auch der Energiekörper, und wenn die Frau sich im ersten Chakra öffnen kann, trägt sie die Beziehung damit auf eine andere Ebene.

Sich bewusst hingeben

Wenn Sie auf den richtigen Impuls aus der Außenwelt warten, um endlich den entscheidenden Schritt zu wagen – die ideale Situation, das Interesse des Partners oder die beste Sternenkonstellation –, werden Sie feststellen, dass diese Bedingungen aus irgendeinem Grund nie eintreten. Wenn die Situation passt, der Partner interessiert ist, dann ist es eben die aktuelle Mars-Mond-Konjunktion, die verhindert, dass Sie sich hingeben können. Drei Tage später stehen die Sterne zwar günstig, doch Ihr Partner ist auf Geschäftsreise. Und so weiter.

Wie wir bereits mehrfach unterstrichen haben, ist es immer problematisch, von außen etwas zu erwarten, was nur von innen, aus einem Ihrer Wünsche entstehen kann.

Sie können sich in jedem Augenblick Ihres Lebens hingeben! Auch jetzt, während Sie diese Zeilen lesen. Kennen Sie die Momente, in denen Sie sich ganz einfach öffnen? Sie gehen spazieren oder sind ganz in Ihre Arbeit oder in irgendeine andere Tätigkeit versunken, und plötzlich beschließen Sie, mit dem ganzen Zirkus aufzuhören. Sie erlauben sich, so zu sein, wie Sie sind, und geben sich dem hin, was ist, Ihren inneren Impulsen ebenso wie den Menschen, denen Sie begegnen. Ein Klick im Geist und Sie öffnen sich dem Leben. In diesem Augenblick vertiefen sich die Farben, die Menschen scheinen mit einem Mal alle zu lächeln, die Luft ist mild, die Sinne sind wach, die inneren Zusammenhänge der Dinge scheinen plötzlich greifbar zu sein. Sie schwingen mit dem Leben mit. Dabei ist nur Folgendes geschehen: Sie haben beschlossen, sich zu öffnen – für sich selbst und die Welt um Sie herum. Die Welt ist dieselbe geblieben, aber Sie haben sich verändert.

Genau dasselbe können Sie auch im Bett machen: sich öffnen. So einfach, so leicht. Wenn Sie diesen inneren Schritt bei der nächsten G-Punkt-Massage tun, wird das Sich-Öffnen vielleicht zur Explosion, die Sie in unbekannte Weiten trägt. Doch auch wenn das große Ereignis nicht eintritt, ersparen Sie sich damit zumindest einen Großteil der in Kapitel 3 beschriebenen unangenehmen Erfahrungen.

Sich auf den Mann stützen

Sich jemandem anzuvertrauen ist eine Fähigkeit, die im Zeitalter des Individualismus ohnehin in die Krise geraten ist. Unsere Großmütter gehorchten dem Mann. Nach außen hin unterwarfen sie sich seiner patriarchalen Macht, doch im Innern nahmen sie ihm dies äußerst übel und rächten sich, indem sie ihn manipulierten, wo sie nur konnten. Die effektivste Maßnahme zu diesem Zweck war der Entzug der Sexualität – sie wurde meist an bestimmte Bedingungen geknüpft. Tragische Konsequenz dieses Verhaltens war die Tatsache, dass sich die Frauen selbst um den Sex betrogen. Aber Gehorchen hat nichts mit Hingabe zu tun. Hingabe ist immer ein freiwilliger Akt, der nicht aus Ohnmacht entstehen kann.

In der folgenden Generation lehnten die Feministinnen sich gegen diese Ordnung der Dinge auf, indem sie alles anders machten als vorher. Doch dies stellte letztlich nur den Übergang von der direkten in die indirekte Abhängigkeit dar, denn wenn ich wie unter Zwang immer das Gegenteil tue, richte ich meine Handlungen erst recht an meinem Gegenüber aus. Und so besteht der nächste Schritt sinnvollerweise darin, sich in der Beziehung frei zu fühlen, weder abhängig, noch unabhängig, sondern wechselseitig miteinander verbunden. Natürlich gilt das Gleiche auch für den Mann.

Wenn Sie diese Verbundenheit einmal kennen gelernt haben, werden Sie sie nie mehr aufgeben wollen, weil sie Ihnen ein unglaubliches Gefühl der Freiheit schenkt, eine tiefe Freude an der Beziehung. Mit dieser Freiheit innerhalb der Beziehung lässt man den alten Zwiespalt des »mit ihm, aber abhängig« oder »frei, aber allein« endgültig hinter sich, was die Liebe auf eine ganz neue Grundlage stellt. Dieser Schritt ist und bleibt die große Aufgabe der gegenwärtigen Generation.

Hingabe im Bett heißt also weder, den toten Fisch zu spielen, der alles mit sich machen lässt, noch ständig die Zügel in der Hand zu halten. Es gilt, die subtile Balance zwischen den eigenen Impulsen und denen des Partners zu finden, einen harmonischen Rhythmus, bei dem einmal der eine führt, dann wieder der andere. Beim Wechsel der Rollen stellt der, der bislang die Führung innehatte, sich nun auf den Partner ein, während der andere bestimmt, wohin die Reise geht.

Im konkreten Beispiel der Frau, die am G-Punkt stimuliert wird, bedeutet Hingabe, dass sie sich vollkommen ihren Erfahrungen öffnet. Der G-Punkt ist das Zentrum der Empfänglichkeit, daher ist es am besten, dass die Frau sich ganz auf sich selbst konzentriert und den Partner machen lässt. Wenn sie versucht, sich hinzugeben und gleichzeitig den Rhythmus zu bestimmen, wird die Erfahrung ziemlich schwierig, weil sie dann mit sich im Widerspruch ist. Auf diese Weise ist die Übung zum Scheitern verurteilt. Und zwar nicht wegen Ihres Partners. Dafür sind Sie ganz allein verantwortlich. Wenn Sie beide sich lieben und Ihr Partner Sie am G-Punkt stimuliert, sollten Sie ihm die Zügel überlassen. Unterstützen Sie ihn mit kleinen Bewegungen. Suchen Sie mit dem Becken den richtigen Winkel. Achten Sie auf eine tiefe, offene Atmung, damit Sie sich wohl fühlen können. Auf diese Weise können Sie seine Stöße auf Ihre Weise beeinflussen und der Begegnung zu ebenjenen kostbaren Ornamenten verhelfen, die aus dem schlichten Akt ein Kunstwerk machen.

Sich auf den Mann zu stützen, und zwar sowohl im konkreten wie im übertragenen Sinn, ist vor allem dann angebracht, wenn Sie nicht wissen, was Sie wollen oder was Ihnen gut tun würde. Wenn Sie sich in diesen Augenblicken tatsächlich an seine Schulter lehnen, müssen Sie nicht fürchten, dass Sie ihm zu schwer werden. Ganz im Gegenteil: Ihre Entspannung schafft ein energetisches Klima, das ihm Kraft gibt, das ihn in seiner Präsenz, seinem Da-Sein stärkt.

Das soll aber nun nicht heißen, dass Sie ewig an ihm

kleben bleiben. Sie verlassen sich für diesen bestimmten Zeitraum auf seine Gegenwart, während Sie sich dem Nicht-Wissen hingeben und warten, dass Ihre neue Sicherheit aus der Tiefe entsteht. Das ist keine Niederlage, keine Kapitulation – wie diese Geste häufig fehlinterpretiert wird. Dieses Missverständnis entsteht aus der Überzeugung, dass das Wissen dem Nicht-Wissen vorzuziehen ist. Doch dies ist nur die begrenzte Sicht dessen, der sich noch nie ins Unbekannte hinausgewagt hat. Von einem höheren Standpunkt betrachtet führt das Wissen zu begrenzten Lösungen, die vielleicht für den Alltag taugen mögen. Doch aus dem Nicht-Wissen entstehen die großen Lösungen, welche das Leben verändern. Alle Entdeckungen, alle Erfindungen entstanden aus diesem Moment des Nicht-Wissens heraus, aus dem mutigen Schritt eines Menschen, der sich vollkommen dem Neuen überließ. Und das Neue gehört nun einmal in das Reich des Nicht-Wissens.

Wie Ihnen die hier vorgestellten Erzählungen zeigen, wie Sie vielleicht bereits aus eigener Erfahrung wissen, wenn Sie die Massage gemacht haben, trägt uns der G-Punkt direkt an die Grenze des Wissens. Wenn Sie an diesem Punkt loslassen können, wird er Sie in das Reich des Nicht-Wissens tragen, wo alles, was Sie über sich zu wissen glaubten, auf den Kopf gestellt, durcheinander geschüttelt und ausgelöscht wird. Wenn Sie erst einmal den Ballast der scheinbaren Sicherheiten, der Vorurteile und sterilen Stereotype abgeworfen haben, sind Sie offen für das Neue, für die Tiefe des Seins. Das ist Hingabe!

Wenn Ihnen das Herz aufgeht

Bisher haben wir viel über Sex gesprochen und wenig über Liebe.

Lieben bedeutet vor allem, Ja zu sich selbst zu sagen, zu dem, was man gerade erlebt, und zwar kein leises Ja, sondern ein totales, mächtiges, entschiedenes Ja. Sich am G-Punkt stimulieren zu lassen ist eine der besten Gelegenheiten, dieses große Ja bewusst zu leben. Genauer gesagt kommt dieses Ja ganz von selbst, wenn Sie sich ihm nicht widersetzen. Dieses Ja zu Ihren tausend Empfindungen verwandelt die Massage in eine Übung auf dem Weg zu mehr Ganzheitlichkeit, in eine Erfahrung, in der die Sexualität mit der Energie des Herzens verschmilzt. Letztlich also eine Massage für das ganze System: Körper, Psyche, Energiekörper.

Wenn Sie also immer noch glauben, dass Sexualität sich auf einer Ebene abspielt, Liebe aber auf einer anderen, wird diese Überzeugung Sie teuer zu stehen kommen. Sind Sie jedoch überzeugt, in einer Beziehung lieben zu können, ohne sich für den Sex zu öffnen, wird der Preis, den Sie dafür zahlen, noch höher sein. Auf energetischer Ebene sind Herz und Sexualität untrennbar miteinander verbunden. Sie lassen sich nur um den Preis einer inneren Spaltung trennen, die sehr schmerzhaft ist.

»Wissenschaftliche Untersuchungen zeigen, dass die Unfähigkeit, den Orgasmus zu erreichen oder während des Liebesaktes emotionale Befriedigung zu erfahren, verheerende Auswirkungen auf das Herz haben kann. Eine Studie hat die Erfahrungen von 100 Frauen, die wegen eines akuten Herzinfarktes ins Krankenhaus kamen, [...] mit einer Kontrollgruppe gleichen Alters verglichen, deren Mitglieder wegen anderer Probleme eingeliefert wurden. 65 Prozent der Herz-Patientinnen gaben an, unter Fridigidität oder mangelnder sexueller Befriedigung zu leiden, von der Kontrollgruppe waren dies nur 24 Prozent. Diese Daten sind statistisch relevant und zeigen, dass der Mangel an sexueller Befriedigung ein Risikofaktor für Herzkrankheiten bei Frauen ist.«[1]

Was für das Organ »Herz« gilt, stimmt natürlich auch für die energetische Herz-Ebene bzw. die Fähigkeit zu lieben. Folgendes kann man mit Sicherheit sagen: »Wo die Sexualität befriedigend ist, wächst die Wahrscheinlichkeit, zu zweit ein Leben voller Liebe und Freude zu führen. Die sexuelle Beziehung schafft unzählige Möglichkeiten, aufrichtige Nähe zu schaffen und sich mit dem Partner liebevoll zu vereinen.«[2]

Oder wie Bert Hellinger in seinen Workshops sagt: »Ohne Sex keine Liebe.«[3]

Viele Frauen sehen ihre Beziehung anders. Sie glauben, es sei möglich, zu lieben und eine Beziehung ohne Sex zu haben. Oder dass die Liebe zuerst und die Sexualität erst lange danach komme, weil Liebe ja irgendwie »besser« sei als Sex.

Wir fragen dieselben Frauen, ob sie sich vorstellen können, Sex ohne Liebe zu haben. Wenn sie mit Nein antworten, dann bedeutet das, dass sie die enge Verbindung zwischen Sex und Liebe nicht wahrnehmen. Das eigentlich Schlimme ist also, dass sie nicht wirklich lieben, sondern nur glauben, es zu tun.

Die Liebe auf der Ebene des vierten Chakras ist eine Energie, die sich ohne Bedingungen manifestiert. Sie verbindet das Ich mit der Welt. Sie versteht und liebt. Diese Liebe jedoch könnte niemals Ja zu sich selbst, aber Nein zum Sex sagen. Wenn sie dies täte, würde sie den Energien des Menschen eine Rangordnung zuweisen. Sich selbst dabei an die Spitze zu stellen käme einer inneren Diktatur gleich, die mit liebevoller Akzeptanz nicht vereinbar wäre. Diesen merkwürdigen Typus von Liebe, welcher die Energie des Partners von oben herab betrachtet, ist wohl eher Heuchelei als echtes Gefühl. In der Beziehung zwischen Mann und Frau wäre dies mit einer Art »innerer Kündigung« zu vergleichen, einem emotionalen Rückzug aus der Beziehung, bei dem gleichzeitig so getan wird, als sei man anwesend und empfinde Liebe. Solch eine Haltung verwandelt, wenn sie sich verfestigt, den Garten der Liebe in eine Wüste.

Das Lust-Programm

Gut. Nun haben Sie zumindest eine G-Punkt-Massage erlebt. Vielleicht haben Sie mit Ihrem Partner bereits einige Positionen ausprobiert, oder Sie haben am magischen Punkt masturbiert. Jetzt, da Sie den G-Punkt kennen, haben Sie ihn ja möglicherweise auch in anderen Situationen gespürt.

Nachdem Sie also den ersten Schritt getan haben, werden Sie sich fragen: Und wie geht es nun weiter?

War die erste Massage eine Tragödie, dann können wir Sie trösten: Es wird nicht schlimmer. Daher ist ein erneuter Versuch die Mühe wert. Ist sie so einigermaßen ausgefallen, dann bedeutet das, dass Sie noch viel zu entdecken haben. War sie hingegen ein wunderbares Erlebnis, heißt das, dass Sie tiefer gehen können.

Wie Sie sich vermutlich erinnern (siehe dazu auch die Frage Nr. 9 im Anhang), passiert es vergleichsweise häufig, dass die Empfindungen sich während einer Massage von anfänglichem Unbehagen hin zu starkem Lustempfinden verändern. Die Dinge verändern sich also mit der Zeit. Was für die einzelne Sitzung gilt, gilt auch für einen längeren Zeitraum. Die Wiederholung der Massage wird Sie also entweder von anfänglichem Umwohlsein zur Lust führen. Oder Sie führt von anfänglicher Lust zu tieferen Ebenen des sexuellen Empfindens, die sich von Mal zu Mal verändern, jedoch immer angenehm bleiben.

Hören wir dazu einige Frauen, die diese Massage im Tantrakurs gelernt und sie dann zu Hause mit ihrem Partner mehrfach ausprobiert haben. Inwiefern hat sich dabei die Erfahrung verändert?

Teresa

Im Vergleich zum ersten Mal kann ich nun die einzelnen Empfindungen viel besser unterscheiden.

Costanza

Ich finde den magischen Punkt leichter und finde es auch lustvoller als vorher.

Mimma

Ich kann mich jetzt viel besser hingeben, empfinde mehr Lust, die sich gleichmäßiger über den Körper verteilt. Das Becken ist freier als vorher.

Luisa
Jetzt ist das Vergnügen viel intensiver. Ich habe auch viel weniger Schmerzen als beim ersten Mal und fühle die Energie in meinem Körper kreisen.

Renata
Durch die Wiederholung sind die Schmerzen geringer geworden. Mein Lustempfinden, das ich auf Grund eines chirurgischen Eingriffs verloren hatte, ist zurückgekehrt. Immer wenn ich mich bewusst auf den G-Punkt konzentriere, spüre ich, dass ich dort immer sensibler werde.

Rosalba
Ich konnte keinen Unterschied feststellen.

Gianna
Nach dem zweiten Mal sind die Empfindungen im Becken stärker geworden.

Alessandra
Der Orgasmus ist jetzt manchmal stärker.

Christina
Es ist viel weniger unangenehm als beim ersten Mal. Jetzt spüre ich viel mehr angenehme, erotische Empfindungen. Auch die Bilder, die mir durch den Kopf gehen, haben sich verändert: Sie sind jetzt viel amüsanter.

Patrizia
Nach regelmäßigen Massagen der Vagina und des G-Punktes ist der Harndrang geringer geworden. Der gesamte Ablauf hat sich verbessert, obwohl ich auch jetzt manchmal nicht zwischen Lust und Schmerz unterscheiden kann. Beides ist

zu einer neuen, dritten Form der Erfahrung verschmolzen, die wirklich eigenartig ist.

Elda
Es ist alles normaler geworden. Ich fühle mich wohler mit der G-Punkt-Erfahrung. Jetzt, wo ich sie gut kenne, ist sie ein unverzichtbarer Bestandteil meines Sexuallebens geworden.

Beim ersten Mal entfernt die Massage den obersten Schleier. Wird sie wiederholt, dann löst sie auch die anderen Schleier auf. Jedes Mal öffnet sich etwas, eine andere Schicht zeigt sich. Wollen Sie sie vollkommen befreien, dann brauchen Sie dazu eine Art »Lust-Programm«, das mit Geduld und Liebe alle Schichten entfernt, bis am Ende die köstlichsten Leidenschaften zum Vorschein kommen.

Ein »Lustprogramm«? Das hört sich zunächst einmal recht widersprüchlich an, denn sind »Lust« und »Programm« nicht zwei einander völlig entgegengesetzte Konzepte? Tatsächlich sind viele Frauen überzeugt, dass Lust etwas Spontanes sein müsse, dass sie aus der Situation entstehen müsse, quasi aus heiterem Himmel. Also lässt Lust sich nicht programmieren? Aber sind es nicht dieselben Frauen, die sich zum Erreichen anderer Ziele wie Abnehmen, Braunwerden, Verminderung von Falten oder Cellulitis bereit sind, jede Tortur auf sich zu nehmen, weil sie sich nicht vorstellen können, dass so etwas ganz von selbst gehen kann? Wie also kommt es zu der naiven Vorstellung, dass Lust nicht kultiviert, verfeinert, genährt werden könnte?

Denken Sie doch einmal an Ihr bestes Gericht, das eine, welches die Gäste jedes Mal wieder vom Stuhl reißt.

Hören Sie die Ausrufe: »Das ist toll! Wie hast du das nur hinbekommen? Gibst du mir das Rezept?« Wie viele Jahre haben Sie gebraucht, bis Sie so weit waren? Wie oft haben Sie herumprobiert, ein bisschen von diesem, eine Prise von jenem hinzugefügt? Wieso also sollten Sie die Gipfel der Lust in nur einer Massage erklimmen? Das wäre doch wohl ein Wunder, oder nicht?

Es ist eine Tatsache, dass die Befriedigung in der Sexualität sich nicht automatisch mit der ersten Menstruation einstellt, sondern mit jeder intimen Erfahrung wächst, ob man diese nun allein oder mit einem Partner macht. Dasselbe gilt für den G-Punkt.

Als wir begonnen haben, das hier vorstellte Programm auszuarbeiten, haben wir sechs Jahre lang in unseren Kursen über »bewusste Sexualität« Erfahrungsberichte gesammelt. Wir haben die Erlebnisse von 180 Frauen ausgewertet, die von ihrem Partner am G-Punkt stimuliert wurden. Obwohl diese Erfahrungen höchst individuell und unterschiedich waren, konnten wir einige Charakteristika des weiblichen Erlebens beobachten, aus denen wir die drei Phasen dieses »Arbeitsplans« herausdestilliert haben.

Auch wenn er – wie ein Kochrezept – keineswegs vollkommen wörtlich verstanden werden sollte, ist es besser, wenn Sie sich zunächst daran halten, weil er Ihnen eine Linie vorgibt. Sie entscheiden selbst, in welchem Rhythmus Sie Ihre Erfahrungen machen wollen, doch wenn Sie dies getan haben, sollten Sie sich auch daran halten. Ein wenig Disziplin hilft, eventuelle Probleme oder Zeiten, in denen gar nichts geschieht, zu überwinden.

Die erste Phase

Die erste Phase sollten Sie, gleichgültig ob Sie Single sind oder in einer Beziehung leben, allein angehen. Es geht dabei in erster Linie darum, sich selbst besser kennen zu lernen, ohne sich um einen Partner Gedanken machen, ihn anziehen oder verführen zu müssen. Auf diese Weise von etwaigen Pflichten und der Anwesenheit eines Mannes befreit (bzw. einer Frau, wenn Sie in einer lesbischen Beziehung leben), können Sie sich aus emotionalen Bindungen lösen und Ihre Aufmerksamkeit ganz auf sich richten. So können Sie die folgenden Fragen besser beantworten:

- Was tut mir wirklich gut?
- Was empfinde ich bei Stimulierung der Klitoris, was am G-Punkt?
- Welche Art von Berührung verschafft mir Lust? In welcher Intensität?
- Welcher Wunsch nach Veränderung taucht in mir auf, wenn ich mich stimuliere?
- In welcher Körperstellung fühle ich mich am wohlsten?
- Was kann ich tun, damit es mir noch besser geht?
- Was hilft mir, mich frei zu fühlen?

Machen Sie sich bewusst, dass Sie auf dem Weg sind, die emotionalen Panzer zu lösen, die am G-Punkt und im Becken fest verankert sind. Mit diesem Programm werden Sie Ihre sexuelle Erfahrung neu beleben, aber auch andere Aspekte Ihrer Psyche kennen lernen.

In dieser Phase gibt es mehrere Möglichkeiten: Entweder Sie stimulieren sich selbst einen Monat lang zweimal pro Woche oder Sie tun es einmal pro Woche, aber dafür zwei Monate lang. Insgesamt sollten Sie diese Erfahrung achtmal machen. Natürlich können Sie dies auch an acht aufeinander folgenden Tagen tun. Während der ersten beiden Male sollten Sie wenigstens 20 Minuten lang »üben«, ab dem dritten Mal widmen Sie diesem Liebesakt mit sich selbst 30 bis 60 Minuten, davon 10 bis 15 Minuten dem G-Punkt.

Es hat durchaus seinen Grund, dass Sie sich zuerst selbst stimulieren sollten, bevor Sie es Ihren Partner tun lassen: Beim ersten Mal macht man sich mit diesem neuen Punkt vertraut. Sie lernen, wie Sie ihn mit dem Finger oder dem Vibrator erreichen können und welche Stellung dazu am geeignetsten ist. Das bedeutet, dass Sie noch weitgehend mit der Technik kämpfen, statt sich auf die körperlichen Empfindungen konzentrieren zu können.

Beim zweiten Mal tritt das eigene Erleben schon stärker in den Vordergrund.

Und beim dritten Mal können Sie sich ganz in Ihre Gefühle fallen lassen, sodass Sie auch die kleinsten Nuancen wahrnehmen.

Von der vierten »Übung« an können Sie mit den subtileren Aspekten experimentieren, die Massagetechnik verfeinern, auf den Atem achten und die unterschiedlichen Grade der Lust kennen lernen.

Wenn Sie anfangs nicht zum Orgasmus gelangen, machen Sie sich darüber keine Gedanken. Der magische Punkt ist wirklich sehr eigensinnig. Schon die Tatsache, dass Sie im Moment einem »Programm« folgen, kann zu Beginn die Hingabe blockieren, aber diese Blockade legt sich von selbst, wenn Sie einfach weitermachen.

Wie können Sie sich massieren? Frage 17 aus unserem Fragebogen enthüllt uns, wie Frauen sich am G-Punkt reizten, bevor sie unseren Kurs besucht haben. Etwa ein Viertel (17 von 65) benutzten den eigenen Finger. 10 von 65 stimulierten sich bei mehr als der Hälfte der Masturbationserfahrungen am G-Punkt, andere taten dies nur hin und wieder. Gut die Hälfte davon massierte den G-Punkt nie. Der Gebrauch von Vibratoren oder Vibrationskugeln ist weit weniger verbreitet, als Männer glauben und Pornofilme zeigen. Andererseits sagen viele Frauen, dass es viel schöner ist, wenn sie während der rhythmischen Kontraktionen des Orgasmus ein Objekt in der Vagina spüren.

Nach dem ersten Mal entwickeln die meisten Frauen mehr Fantasie und probieren auch andere Methoden aus. Für dieses Programm können Sie es mit einem oder zwei Fingern probieren. Versuchen Sie den Zeigefinger, den Mittelfinger bzw. den Ringfinger. Wenn Ihr G-Punkt recht tief sitzt und Sie ihn mit dem Finger nicht erreichen, besorgen Sie sich einen Vibrator. Es gibt verschiedene Modelle, gerade und gebogen, dick oder dünn, in Hartplastik, Kautschuk, Silikon oder Acryl. Für diese Art der »Nachforschungen« empfehlen wir einen harten Vibrator, mit dem Sie den nötigen Druck ausüben können. Außerdem sollte er dünn sein, damit er nur den G-Punkt und nicht die ganze Vagina stimuliert. Es gibt besondere Modelle für die G-Punkt-Massage, ihre Spitze ist deutlich nach oben gebogen. Am besten ist ein Neigungswinkel von 45 Grad, die Spitze sollte vom Knick etwa fünf bis sechs Zentimeter entfernt sein. Auf diese Weise kann der Vibrator auf das Gewebe oben hinter dem Schambein auch dann noch Druck ausüben, wenn dieses nachgibt. Bei den meisten G-Punkt-Vibratoren liegt die Spitze etwa einen Zentimeter nach dem Knick. So erreicht man den G-Punkt nicht wirklich. Im Zweifelsfall testen Sie mit dem Finger: Führen Sie ihn in die Vagina ein und knicken Sie ihn nach oben ab, bis Sie einen festen Druck ausüben können. Halten Sie den Finger in dieser Stellung und ziehen Sie ihn wieder heraus. Dies ist die Krümmung, die Sie brauchen. Ein Vibrator ist auch zu empfehlen, wenn die Hand leicht müde wird.

Probieren Sie für die Selbsterkundung verschiedene Stellungen durch: seitlich liegend, auf den Fersen sitzend, auf allen vieren (bzw. auf allen dreien, da eine Hand sich ja mit der Vagina beschäftigt), auf einem Stuhl sitzend, auf dem Bidet usw. Sie werden sehen, dass Sie mit der Zeit immer kreativer werden.

Bei diesen Begegnungen mit sich selbst sollten Sie aus Ihrer üblichen Masturbationsroutine ausbrechen. Anfangs ist es unter Umständen sinnvoll, die Stimulierung der Klitoris ganz sein zu lassen oder nach Aufkommen der ersten Erregung gleich zum G-Punkt überzugehen. Wenn die von außen kommende Erregung Ihnen allerdings hilft, die unangenehmen Gefühle am G-Punkt zu überwinden, sollten Sie eine Zeit lang die Klitoris reizen, bevor Sie zum G-Punkt weitergehen und diesem dann längere Zeit widmen.

Doch sollten Sie sich in jedem Fall nur am G-Punkt bis zum Höhepunkt stimulieren. Nur so gewöhnt sich der Körper an diese neue Quelle der Lust. Wenn Sie dem Körper ein neues ABC der Lust beibringen wollen, ist es zu Anfang besser, ausschließlich dieses zu nutzen und das alte Schema zumindest für einen gewissen Zeitraum beiseite zu lassen.

Außerdem sollten Sie während der ersten Phase die G-Punkt-Stimulierung strikt vom Liebesakt trennen. Wollen Sie beides machen, machen Sie dazwischen eine Pause. Oder Sie legen den Liebesakt mit sich selbst auf den Morgen, den mit dem Partner auf den Abend oder umgekehrt.

Wenn Sie sich entschieden haben, das Programm durchzuführen, sollten Sie dies bis zum Ende tun. Haben Sie sich erst mit der Methode und den neuen Empfindungen vertraut gemacht, werden sicher auch die Schwierigkeiten auftauchen, die wir in Kapitel 3 beschrieben haben. Doch es wäre schade, wenn Sie an diesem Punkt aufgeben würden, denn wie Sie wissen, liegt hinter der ungastlichen Felsenwüste des Hochgebirges ein Land, in dem Milch und Honig fließen. Wann Sie dorthin gelangen, kann nicht mit Sicherheit gesagt werden. Sie werden es auf alle Fälle merken, wenn Sie dort sind.

Gewöhnlich finden solche Veränderungen nicht schlagartig, sondern eher schrittweise statt. Wenn Sie weitermachen, werden Sie spüren, dass die unangenehmen Empfindungen langsam lustvolleren weichen, sodass Ihre Erfahrung immer schöner wird. Vielleicht fehlt sie Ihnen ja sogar, wenn Sie einmal eine »Verabredung« auslassen müssen. Dann werden Sie auch mehr Mut zum Weitermachen haben. Und was als »Übungsreihe« begonnen hat, wird schließlich zum wahren Akt der Selbstliebe.

Wenn Sie mindestens achtmal mit sich selbst Liebe gemacht haben, können Sie zur zweiten Phase des Programms übergehen und die Stimulierung des G-Punktes zum Teil des Liebesaktes machen. Das bedeutet nicht, dass Sie die Masturbation aufgeben müssen. Verwandeln Sie sie einfach in das kleine Extra, das Ihre sexuelle Befriedigung nicht vom Partner abhängig macht.

Stimulieren Sie während des Vorspiels oder kurz vor der Penetration den G-Punkt etwa fünf bis zehn Minuten lang mit dem Finger. So ist er schon bereit, Lust zu empfangen. Für den Mann kann es interessant sein, Sie beim Masturbieren zu beobachten. Auf diese Weise lernt er etwas über Ihre Sexualität. Und wahrscheinlich findet er es sogar erregend.

Sie können natürlich auch Ihren Partner bitten, Sie mit einem oder zwei Fingern am G-Punkt zu massieren. Legen Sie sich auf den Rücken, oder lassen Sie sich (was für beide ein höchst erregendes Vorspiel ist) von hinten stimulieren. In diesem Fall lassen Sie sich auf alle viere nieder, während er den G-Punkt mit dem Finger stimuliert und dabei natürlich nach unten drückt. Wenn Ihnen das zu anstrengend ist, legen Sie sich ein Kissen unter den Bauch, damit der Po ein wenig nach oben steht.

Sobald Ihr Partner in Sie eingedrungen ist (in Kapitel 4 haben wir die Positionen vorgestellt, bei denen der G-Punkt am besten stimuliert wird), konzentrieren Sie Ihre Aufmerksamkeit weiterhin auf den G-Punkt. So setzen Sie Ihre innere Reise auch fort, wenn Sie mit ihm zusammen sind. Drängen Sie seinem Penis mit dem Becken entgegen und stellen Sie sich vor, Sie atmen durch die Vagina ein und aus. Die innere Wahrnehmung gleicht einem Pulsieren im Beckenbereich, das sich ausdehnt und wieder zusammenzieht wie eine Qualle im Meer.

Versuchen Sie auch in der zweiten Phase, achtmal nacheinander ausschließlich den G-Punkt zu stimulieren und die Klitoris beiseite zu lassen, um Seele und Körper an diese neuen Freuden zu gewöhnen, die Sie mit Ihrem Partner erleben. Wenn Ihnen das nicht durchführbar erscheint, sollten Sie die Begegnungen, die den G-Punkt zum Mittelpunkt haben, von denen, in denen Sie die klitorale Erregung suchen, trennen.

Denken Sie daran: Um zu einem befriedigenden Orgasmus zu kommen, ist die Tiefe des Atems genauso wichtig wie die Reibung an den Geschlechtsorganen. Wenn Sie voll atmen, öffnet sich Ihr viertes Chakra. Die Bindung zwischen Ihnen und Ihrem Partner wird stärker, und die Nähe ist beinahe mit Händen zu greifen.

Wenn der Liebesakt in Ihnen starke, unerwartete, neue Gefühle wachruft, können Sie sich diesen überlassen. Vertrauen Sie auf sich selbst und auf Ihren Partner. Atmen Sie tief in das Gefühl hinein und holen Sie seine Energie ins Herz.

Die dritte Phase

Wenn Sie sich auf diese Weise mindestens achtmal geliebt haben, können Sie zur dritten Phase übergehen, die im Gegensatz zu den beiden vorhergehenden kein Ende kennt. Jetzt können Sie sämtliche Anweisungen beiseite lassen und einfach nur Ihrer Intuition folgen. Gehen Sie mit der Energie des Augenblicks, wenn Sie voller Leidenschaft Ihrem inneren Weg folgen.

Konzentrieren Sie sich einmal auf den G-Punkt, dann wieder auf die Klitoris. Beim dritten Mal lassen Sie sich von beiden gleichzeitig zum Orgasmus tragen. Sie werden feststellen, dass die Schleier, die den G-Punkt (und vielleicht Ihre Sexualität ganz allgemein) verdecken, immer dünner und dünner werden. Vielleicht werden sie auch durchsichtig, sodass der nächste Schritt auf dem Weg sich immer deutlicher abzeichnet. Vielleicht haben Sie bisher ja noch nie ejakuliert, und eines Tages passiert es dann plötzlich ... Wenn das so ist, wundern Sie sich nicht. Das ist schon mancher Frau so ergangen. Auf diese Weise gibt es auch nach Jahren noch Neues zu entdecken, etwas, das sich vorher noch nicht zeigen wollte. Jetzt aber ist die Suche reizvoll geworden. Sie dringen in jene Schichten Ihrer Sexualität ein, die mit Ihrem Leben, Ihrer Liebe, Ihrer Seele tiefer verbunden sind.

Zuletzt möchten wir Ihnen noch einige Hinweise mit auf den Weg geben, welche die Reise angenehmer und fließender gestalten, vor allem in der ersten Phase.

Neben den unangenehmen Empfindungen beim Üben haben wir es mit einem weiteren, noch schwerer fassbaren Feind zu tun, der uns mitunter sogar dazu bringt, die Reise ganz abzubrechen: jene toten Zeiten, in denen man rein gar nichts spürt. Vor uns tut sich eine emotionale Wüste auf, in der unsere Zweifel mit aller Macht wieder aufkeimen: »Wie kommt denn das? Ich habe zwei Finger in der Vagina und spüre überhaupt nichts?« Oder:

»Das regt mich weder an noch stört es mich. Vielleicht sollte ich es doch wieder an der Klitoris versuchen. Dort spüre ich wenigstens was.«

In solchen Zeiten empfiehlt es sich, die Begegnung mit sich selbst ein wenig lockerer angehen. Spielen Sie mit sich. Hören Sie auf, sich frustriert zu fühlen, weil Sie nichts spüren. Sie sind nicht frigide. Vielleicht glauben Sie nur, ganz bestimmte Empfindungen haben zu müssen, und wenn diese nicht eintreten, haben Sie das Gefühl, als sei da gar nichts. Auch das Nichts fordert Hingabe von uns. Versenken Sie sich in Ihren Körper. Nehmen Sie wahr, was sich dort wirklich abspielt. Der Körper empfindet immer irgendetwas. Wir müssen ihm nur zuhören. Auch wenn es Ihnen wenig erscheint: Konzentrieren Sie sich auf das, was da ist!

Das nächste Hindernis hat ein ganz anderes Gesicht. Es mag ja absurd erscheinen, doch viele Frauen erschrecken, wenn sie die Lust kennen lernen. Solange sie mit Problemen beschäftigt sind, fühlen sie sich auf sicherem Terrain. Probleme kennt man. Man beklagt sich zwar darüber, kann aber ganz gut damit leben. Erfahren sie dann plötzlich etwas Angenehmes, können sie nicht damit umgehen. Sie sagen sich: »So stark wollte ich das aber nicht. Für mich ist das zu viel. So starke Gefühle hatte ich nicht erwartet.«

Wenn Sie nach der Masturbation Wellen von Energie durchströmen, Ihre Beine zittern, Sie den Türgriff nur verzerrt wahrnehmen, Sie sich anders fühlen, weil Ihre Sinne geschärft sind, kommt unter Umständen Panik auf, und Sie lassen das Ganze lieber bleiben. Doch solche Erfahrungen heißen nicht, dass Sie jetzt verrückt werden. Es zirkuliert nur einfach mehr Energie in Ihrem psycho-physischen System, und dieses muss sich erst daran gewöhnen.

Wenn Sie mit dem Programm fortfahren, werden Sie feststellen, dass Körper und Geist sich bald an das erhöhte Energieniveau gewöhnen, das typisch ist, wenn man den Orgasmus über den G-Punkt erreicht. Anders als der klitorale Orgasmus bringt der Höhepunkt am G-Punkt ein Gefühl der Fülle mit sich, eine innere Schwingung, die auch nach dem Orgasmus erhalten bleibt. Doch das ist nichts, worüber Sie sich sorgen müssten, auch wenn der Effekt mitunter einen ganzen Tag anhält.

Vielleicht haben Sie auch mit einer Menge äußerer Schwierigkeiten zu kämpfen: Im Sommer ist es Ihnen zu heiß, im Winter zu kalt. Wenn Sie sich Ihre Übung für einen schönen Frühlingstag vorgenommen haben, scheint es plötzlich zu schade, an so einem Tag nicht spazieren zu gehen. Im Herbst ist es dann Zeit zum Pilzesuchen, und außerdem ist dies vielleicht einer der letzten sonnigen Tage im Jahr ...

Wenn Sie auf diese Weise 365 Tage hinter sich gebracht haben, ohne dass je der richtige für die Erkundung Ihrer Lust dabei war, dann sollten Sie sich vielleicht fragen, ob es dafür vielleicht nicht andere Gründe gibt. Scheuchen Sie das Ungeheuer, das Sie mit tausend Ausreden daran hindert, sich Ihrer Sexualität zu widmen, aus dem Loch.

Denken Sie daran, vorher auf die Toilette zu gehen, um die Blase zu leeren. So können Sie auch eine eventuelle Ejakulation kommen lassen, ohne vor einem eventuellen Harndrang Angst haben zu müssen. Und vergessen Sie das Vorspiel nicht, bevor Sie sich dem G-Punkt widmen: eine Vaginamassage, das leichte Drücken der

Schamlippen, der Klitoris ... Auf diese Weise verringert sich das anfängliche Unbehagen erheblich.

Wenn Sie Ihrem Partner für die G-Punkt-Massage danken wollen, können Sie sich besonders liebevoll seinem Penis widmen oder den P-Punkt massieren.

Da die Stimulierung des P-Punktes den Mann in ähnliche Gefühlszustände versetzt, wie die Frau sie am G-Punkt erlebt, ist die P-Punkt-Massage eine ausgezeichnete Vorbereitung für das G-Punkt-Vergnügen. Dann schwingt der Mann auf derselben Wellenlänge wie die Frau. Er ist empfänglicher für ihre feinen Stimmungen und versteht sie besser. Mehr darüber finden Sie in unserem ersten Buch *Tantra – Bewusstseinsentwicklung und sexuelle Ekstase* (S. 240ff.).

Wenn Sie als Mann die G-Punkt-Massage wiederholen wollen, dann können Sie sie quasi als Geschenk »verpacken«. Wie wäre es mit dem Valentinstag, dem Frauentag, dem Geburtstag, dem Hochzeitstag usw.? Machen Sie ein Ritual daraus, dem Sie beide eine persönliche Note verleihen, um sich gegenseitig Ihre Liebe mit allen Sinnen zu zeigen.

In der dritten Phase können Sie alles nach Belieben gestalten. Probieren Sie beispielsweise jeden Finger (Zeige-, Mittel- und Ringfinger) einzeln aus, sodass die Frau der unterschiedlichen Qualität der Erfahrung nachspüren kann. Die Unterschiede sind mitunter bemerkenswert.

Oder Sie können als Mann während der G-Punkt-Massage Ihre Partnerin am Herzen oder am Dritten Auge berühren und so mit Ihren Händen einen energetischen Kreis schließen. Lassen Sie Ihren Finger doch einmal waagrecht über den G-Punkt wandern, statt ihn vor und zurück zu bewegen. Drücken Sie mit der anderen Hand auf die Muskeln oberhalb des Schambeins. Auf diese Weise nehmen Sie den G-Punkt regelrecht in die Zange. Oder Sie halten den Finger still, während die Frau das Becken bewegt. Oder Sie stimulieren sie, während sie im Sitzen und im Rhythmus des Atems das Becken rollt. Lassen Sie sich etwas einfallen!

Als Frau können Sie die Energie, die durch die G-Punkt-Massage frei wird, dazu nutzen, Ihr energetisches System auszubalancieren. Mit Hilfe des Atems und verschiedener Visualisierungen können Sie die Energie genau dorthin lenken, wo Sie sich blockiert fühlen. Haben Sie beispielsweise Probleme mit einem steifen Nacken, stellen Sie sich, wenn der Erregungspegel schon relativ hoch ist, vor, wie ein Lichtstrahl, eine Schwingung, ein Laut den G-Punkt mit dem Nacken verbindet und den ganzen Körper zum Mitschwingen bringt.

Oder Sie ziehen während des Einatmens den PC-Muskel zusammen und stellen sich vor, dass die sexuelle Energie als farbige Kugel vom ersten Chakra aus zu dem angespannten Bereich im Körper wandert. Beim Ausatmen lassen Sie dann den Muskel wieder los, sodass die Kugel ins Sexualzentrum zurückkehrt. Im Augenblick des Orgasmus fließt dann die gesamte Energie in den Nacken und löst dort alle Spannungen auf, während Sie sich der höchsten Lust hingeben.

Als Mann fragen Sie sich vielleicht nun: »Was soll das denn? Die Frau genießt ihre Lust, öffnet sich, gibt sich hin – und wo bleibe ich? Ich muss den Starken spielen, den Sicheren, der alles unter Kontrolle hat. Ich soll die Zügel in der Hand halten, während sie sich gehen lässt? Heißt das vielleicht, dass ich immer angespannter werde, während sie loslassen kann? Das ist doch nicht gerecht! Wo bleibt meine Lust, meine innere Wandlung?«

Sollten Sie derartige Gedanken plagen, dann können wir Sie beruhigen: Die Entdeckung des G-Punktes ist keine Einbahnstraße, kein Spiel, bei dem einer gewinnt und einer verliert, auch wenn das auf den ersten Blick so aussehen mag. Wenn Ihre Partnerin sich selbst sexuell besser kennen lernt, wenn sie lernt, sich gehen zu lassen und der eigenen Lust nachzugeben, so bleibt dies nicht ohne Folgen für Ihr gemeinsames Sexualleben. Sie wird erotischer, hat sicher öfter Lust. Sie kümmert sich um ihren Orgasmus und befreit Sie von der Verantwortung, ihr Befriedigung zu verschaffen. Ist das etwa nichts?

Außerdem berichten viele Männer, dass die G-Punkt-Massage sie nicht nur sexuell erregt, sondern sie auch emotional berührt. Sie fühlen sich der Partnerin näher, sind stärker mit ihr verbunden als vorher. Energetisch betrachtet folgt der Mann der Frau ins Reich des Weiblichen, wo er überraschende Entdeckungen macht.

Und noch etwas: Wenn innerhalb einer Beziehung ein Partner lernt, sich gehen zu lassen, ist dies eine Einladung an den anderen, dies ebenfalls zu versuchen. Der Vorgang ist ansteckend, die Hingabe wird bald gegenseitig. Sie gibt sich der weiblichen Energie der geradzahligen Chakren hin, er der männlichen der ungeradzahligen. Das heißt: der körperlichen Präsenz, der Kraft, dem rationalen Verstand (Genaueres hierüber in unserem Buch *Tantra in der Zweierbeziehung*).

Das heißt nicht, dass Sie als Mann wie Ihre Partnerin werden. Ganz im Gegenteil: Sie wird weiblicher, während Sie männlicher werden. Dann wird die Reise zu zweit vielgestaltig und facettenreich. Aus dieser Polarität entsteht die Verbindung, die wir alle suchen: Leidenschaft, vollkommene Liebe.

Federica

Früher war ich in sexueller Hinsicht eher reserviert, doch seit ich das Programm absolviert habe, ist vieles anders geworden. Seit ich die Empfindungen kenne, die mich erwarten, fällt es mir viel leichter, meine Gefühle mit der Sexualität zu verbinden. Wenn mein Mann Liebe machen will und ich mir noch nicht sicher bin, ob ich das auch will, bitte ich ihn, mich »da« zu berühren. Er weiß sofort, was ich meine. Dann steckt er mir zwei Finger in die Vagina (ich mag das so) und drückt rhythmisch auf den magischen Punkt. Nach wenigen Minuten entsteht tief in mir eine Schwingung, die in den ganzen Körper ausstrahlt. Ich entspanne mich so, dass ich fast alle Berührungen erregend finde. Ich kann mich ihm in jeder Hinsicht öffnen. Meine Zweifel verschwinden, und wir tun es. Wenn ich dann spüre, wie sein Penis meinen Punkt berührt, läuft alles andere wie von selbst – ohne Anstrengung, ohne Denken. Auch der Orgasmus ist kein mühsames Erklimmen des Gipfels mehr. Er fängt ganz von selbst an, mit unwillkürlichen Kontraktionen, die sich zu einer warmen Welle aufschaukeln, die durch mich hindurchfließt und das Eis früherer Begegnungen schmelzen lässt.

Susanna

Einen Monat, nachdem ich im Kurs die erste Erfahrung gemacht hatte, sagte ich mir: »Heute tu ich's.« Also bin ich wieder ins Bett gegangen, habe mich ein wenig gestreichelt, bevor ich mit Zeige- und Mittelfinger in die Vagina eindrang. Ich war ganz erstaunt, wie viel Druck ich ausüben musste, um dieses weiche Gewebe tatsächlich zu stimulieren. An einem bestimmten Punkt, als ich einen süßen, stechenden Schmerz verspürte, habe ich begonnen, das Becken zu bewegen und gegen meine Finger zu drücken. Meine Empfindungen wurden stärker und stärker. Seufzer drängten sich auf meine Lippen. Zum ersten Mal stöhnte ich auf, während ich mich selbst liebte. Der Orgasmus fühlte sich an, als triebe ich auf einem Meer wunderbarer Sinneseindrücke. Am Ende zerfloss ich innerlich wie ein Pudding. Als ich wieder aufstand, sah ich in den Spiegel und fand mich schön und strahlend. Sogar meine Falten schienen weniger geworden zu sein. Da habe ich mir gesagt: »Super! Die nächsten beiden Monate widme ich meiner Lust!«

Das Tor zur Spiritualität

Auf unserer Reise ins Herz der Sexualität sind wir häufig versucht zu glauben, dass mehr Stimulierung auch mehr Vergnügen bedeutet. Doch bei der G-Punkt-Massage merkt man meist sehr schnell, dass die Fähigkeit, im Körper präsent zu sein, bewusst zu atmen und sich den eigenen Wahrnehmungen hinzugeben, obwohl sie uns zu überwältigen scheinen, mindestens ebenso bedeutsam ist.

Auf diese Weise werden wir immer sensibler. Wir entdecken neue innere Welten, neue geistige Horizonte, unbekannte Schwingungen, die uns in andere Dimensionen führen, in Bereiche jenseits des Ich.

Wenn wir in jene Bereiche eindringen, stellen wir

bald fest, dass die klassische Psychologie sie nicht beschreiben kann. Ihr Vokabular ist nicht geeignet, um das, was die Menschen dabei empfinden, adäquat wiederzugeben, denn die Psychologie beschäftigt sich nicht mit den transpersonalen Sphären. Das wäre, als würden wir einen afrikanischen Fluss auf einer Landkarte Europas suchen. Die Landkarte für sich ist stimmig, trotzdem finden wir das Gesuchte nicht, weil sie nur einen kleinen Ausschnitt des Planeten enthält, der sich mit dem, was wir suchen, nun einmal nicht deckt.

Für die Bereiche jenseits des Ich brauchen wir also andere Karten. Solche finden sich in der Psychotherapie und der Religion, doch diese Karten sind häufig widersprüchlich und untereinander nicht kompatibel. Daher benötigen wir zuerst eine Karte, die uns hilft, ebenjene Landkarte zu finden, die wir persönlich brauchen.

Um die Schichten des Bewusstseins zu beschreiben, benutzen wir hier die Meta-Landkarte von Ken Wilber, eine Art »Landkarte der Landkarten«. Wir halten Ken Wilbers Modell im Moment für den besten Versuch einer universellen Beschreibung des menschlichen Geistes. In dem Teil, der uns besonders interessiert, heißt es:

> »Transpersonal« bedeutet, dass im Individuum irgendeine Art von Prozess abläuft, der gewissermaßen über das Individuum hinausgeht. Wie: Erlebnisse außerhalb des eigenen Körpers, Erleben eines transpersonalen Selbst oder Zeugen, Gipfelerlebnisse usw. All diese Ereignisse haben eine Erweiterung der Grenze zwischen Selbst und Nicht-Selbst gemeinsam, die über die Hautgrenze des Organismus hinausgeht. Der springende Punkt dieser Besprechung von Grenzen

zwischen Selbst und Nicht-Selbst ist, dass einem Individuum nicht nur eine Identitätsebene zur Verfügung steht, sondern viele. Diese Identitätsebenen sind keine theoretischen Postulate, sondern Realitäten, die man beobachten kann. Die transpersonalen Erfahrungen haben zwar einige Ähnlichkeit mit dem Bewusstsein der All-Einheit, aber man sollte sie nicht miteinander verwechseln. Im Bewusstsein der All-Einheit ist der Mensch identisch mit dem All, mit absolut allem. Bei transpersonalen Erlebnissen erstreckt sich die Identität des Betreffenden nicht voll bis zum Ganzen, aber sie dehnt sich aus oder erweitert sich zumindest über die Hautgrenze des Organismus hinaus. Er ist nicht mit dem All identifiziert, aber seine Identität ist auch nicht allein auf den Organismus beschränkt.[4]

Auf dieser Meta-Landkarte lässt sich jedes psychotherapeutische, jedes religiöse Modell eintragen, bei denen es sich wiederum um Landkarten des menschlichen Bewusstseins handelt. Jede dieser Landkarten kann einen bestimmten Aspekt der Identität erhellen und erklären, ist aber unbrauchbar, was die anderen Aspekte angeht.

- Die erste Stufe wird meist von den allgemeinen Psychotherapien abgedeckt, welche dem Menschen helfen, seinen Schatten in die Persönlichkeit zu integrieren. Das Ich, verstanden als psychisch-mentale Einheit, wird zu einem akzeptablen Selbstbild ausgebaut. Hierher gehören Psychoanalyse, Psychodrama und Transaktionsanalyse.
- Dann folgen all jene Methoden, die das Ich mit dem Körper zu einem Ganzen verbinden, das als körper-

lich erfahrbares Selbst verstanden werden kann. Dazu zählen die Gestalttherapie, die Bioenergetik, die humanistische Psychologie.
- Im nächsten Schritt überschreitet der Mensch die Grenzen seiner selbst und öffnet sich für transpersonale oder kollektive Erfahrungen (Carl Gustav Jung spricht hier vom kollektiven Unbewussten).
- Der letzte Schritt, in dem der Mensch mit seiner als »All« oder »Göttliches« verstandenen Umwelt zu einer absoluten Einheit verschmilzt, wird von den Religionen abgedeckt: Advaita-Vedanta, Mahayana-Buddhismus, Tantra, Taoismus und die mystischen Strömungen von Christentum, Islam und Judentum (womit nicht die allgemein praktizierte Religion gemeint ist).

Wenn wir die transpersonale Erfahrung gegen die Erfahrung der mystischen Vereinigung mit dem Göttlichen abgrenzen, also das Reich des sechsten gegen das des siebten Chakras, beziehen wir uns auf diese Einteilung.

Der gewöhnliche Orgasmus gibt uns die Möglichkeit, uns an die Hingabe zu gewöhnen, daran, dass wir unsere Grenzen überschreiten, uns mit dem entgegengesetzten Pol vereinigen, uns dem Unbekannten öffnen. Im Haushalt des Ich öffnet der Orgasmus eine Tür in Richtung Transzendenz. Der Orgasmus des G-Punktes schenkt uns auf Grund seiner implosiven Natur diese Erfahrung sogar noch in gesteigertem Maße.

In diesen Augenblicken sind die Sinne angeregt, sodass wir uns den Bildern und Visionen, die aus der Tiefe zu uns aufsteigen, öffnen können. Wie Sie aus folgendem Fragebogen-Ausschnitt ersehen können, erleben etwa 70 Prozent der befragten Frauen (45 von 65) solche inneren Bilder, die teilweise aus dem biografischen Erleben stammen, teilweise die gewöhnliche Wahrnehmung des Ich überschreiten.

15.a	*Haben Sie innere Bilder gesehen?*	
	Ja	45
	Nein	20
	Gesamt	*65*
15.b	*Wenn ja, welche?*	
	Erinnerungen an die Kindheit, an Verwandte oder an andere bekannte Gesichter	9
	Farben, Lichter, Flammen, schnelle Lichtblitze	9
	Dämonen, Schlangen, Schatten, Masken, Hexer, Tiere	8
	Blauer Himmel, Naturelemente in strahlenden Farben, Landschaften	6
	Ich in der Vagina	4
	Höhlen, Schluchten	3
	Surreale erotische Szenen	3
	Erschreckende Abgründe, göttliche Räume, ich im Raum	2
	Sternenhimmel	2
	Die Vagina als sich öffnende Blüte	2
	Wasser, Fluss, Meer	2

Fabiana

Ich habe verschwommene Lichter gesehen, dann eine Frau aus einem exotischen Land mit bunten Kleidern, eine Schlange, die aus einem dunklen Raum kroch, und viele andere Dinge, die mir jetzt nicht einfallen. An einem bestimmten Punkt erinnerte ich mich plötzlich an eine Szene meiner Geburt. Am Ende aber sah ich nur noch einen weißen Punkt, der ständig seine Form änderte.

Angela
Ich habe den Garten meiner Kindheit gesehen. Ich hatte das Gefühl, als würde ich nach mir als Kind suchen, mich aber nicht finden ... Dann habe ich mich gesehen, als ich zum ersten Mal Liebe machte: meinen Freund, wie er sich am Meeresufer gegen das Tretboot lehnt. Ich setze mich auf ihn, der Penis dringt in mich ein, das Blut ... Der Blick meiner Mutter, als ich nach Hause kam. Ich wusste sofort, dass sie es wusste. Dann habe ich mich wieder gesehen. Es war ein paar Tage später. Ich saß an derselben Stelle am Strand und wartete darauf, dass etwas passierte, dass er leidenschaftlich in mich eindrang.

Ester
Lange Zeit habe ich nur im Innern der Vagina ein pulsierendes Rot wahrgenommen. Dann haben sich zwei Bilder herauskristallisiert: ein rotierender, fünfzackiger Stern, der hell vor einem dunklen Hintergrund leuchtete, und unter dem Stern eine Blume mit fleischigen Blättern von leuchtendem Umriss. Nach einer gewissen Zeit ohne Bilder, in der ich nur das starke Pulsieren im Becken wahrnahm, nahm ich plötzlich einen langen, roten Teppich wahr, der zu einer Steinsäule führte, auf der ein Apfel lag. Um die Säule wand sich eine Schlange. Als sie den Apfel erreicht hatte, biss sie hinein, und weiße Tropfen drangen aus dem Fruchtfleisch und fielen auf den Stein. Wenn ich die Augen schließe, sehe ich das Bild immer noch. Es ist sehr realistisch, fast wie das Bild eines manieristischen Malers.

Sofia
Ich sehe mich als mächtige Frau, als Königin der Natur. Die Bäume sind meine Verbündeten. Ich fliege zwischen ihnen hindurch, ein Leopard begleitet mich. Im nächsten Bild befinde ich mich in der Gewalt eines bösen, aber mächtigen Zauberers, der mich gefangen hält. Dann kommt eine Szene, in der ich mit der Sonne Liebe mache. Mich umfängt ein gewaltiger, dunkler Sternenhimmel. Die dunklen Stellen tragen mich nach oben.

Diana
Ich sah nur ein einziges Bild: ein weißer Flügel aus Luft, eine Luftsichel, die in meinen Brustkorb eindringt und ihn öffnet, sodass mein Herz sich ausbreiten kann.

Das Tantra gibt zur Entstehung dieser Bilder folgende Erklärung: Wenn das Sexualzentrum (das erste Chakra) längere Zeit stimuliert wird, ohne sich in einem explosiven Orgasmus entladen zu können, wendet die aufgestaute Energie sich in einem implosiven Orgasmus nach innen. Der G-Punkt unterstützt diese Entwicklung. Ist der Zentralkanal einigermaßen frei, kann die Energie nach oben steigen und die anderen Chakren erwecken:

- Das zweite Chakra im Unterbauch, das mit Gefühlen und Bindungsfähigkeit zusammenhängt
- Das dritte Chakra im Oberbauch, am Solarplexus, wo die persönliche Kraft und die Individualität angesiedelt sind
- Das vierte Chakra in der Mitte des Brustkorbs, in der Herzgegend, der Sitz der Liebe

- Das fünfte Chakra im Hals, wo es um authentischen Selbstausdruck geht

Lebt die Frau ihre vitalen Möglichkeiten gut ausbalanciert aus, steigt die Energie vom Sexualzentrum aus durch alle vier Energiezentren ins sechste Chakra auf. Dieses liegt in der Kopfmitte, auf der Höhe des Dritten Auges. Dort ist die Intuition beheimatet, der empfangende Geist, der unmittelbare Einsichten empfängt. Wird dieses energetische Zentrum stimuliert, öffnet es uns das Tor zur transpersonalen Schicht des Bewusstseins, sodass es zu den bekannten »höheren Bewusstseinszuständen« kommt.

Die Stimulierung des G-Punktes ist nicht die einzige Möglichkeit, das sechste Chakra zu öffnen und uns damit diese Art der Erfahrung zu ermöglichen. Allerdings ist sie eine der simpelsten und einfachsten Methoden, die wir kennen. Andere Formen, die von den verschiedenen spirituellen Traditionen auf der Grundlage ihrer Prinzipien angeboten werden, sind zum Beispiel: Fasten, das Herzensgebet, Mantra-Rezitation, tagelange Meditation, der Gebrauch von halluzinogenen Drogen, bestimmte Formen des Tanzes, die sexuelle Ekstase usw.

Neben diesen absichtlich herbeigeführten Bewusstseinsveränderungen gibt es auch noch die spontane Erfahrung der Ekstase, das »Gipfelerlebnis«, das einige Menschen ohne jede besondere Vorbereitung in Augenblicken vollkommener Hingabe erleben, zum Beispiel, wenn sie sich in der freien Natur befinden, sich unter einem Baum ausstrecken, einen Spaziergang machen oder andere, eigentlich vergleichsweise »normale« Dinge tun.

Viele Menschen, die solch eine Erfahrung gemacht haben, erzählen niemandem davon, weil sie fürchten, für verrückt gehalten zu werden. Und am Ende vergessen sie diese Erfahrung gar, verdrängen sie erneut ins Reich des Unbewussten.

---

21 *Haben Sie bereits andere Erfahrungen gemacht, die Ähnlichkeit mit dem G-Punkt-Orgasmus haben? Wenn ja, beschreiben Sie diese bitte kurz.*

Naturerfahrung	12
Meditation	8
Träume	6
Beim Marihuanarauchen	6
Beim tiefen, schnellen Atmen	3
Während des Analsex	1
Als ich sehr verliebt war	1

Maria Grazia

Als junges Mädchen habe ich halluzinogene Drogen wie LSD genommen. Dabei habe ich ähnliche Erfahrungen gemacht wie bei der G-Punkt-Massage. Das Bewusstsein ist irgendwie so klar, der Verstand funktioniert viel schneller. Es ist, als könnte man die Gedanken sehen, ja greifen. Auch Träume oder bestimmte Erlebnisse in der freien Natur können so sein, als würde ich Liebe machen.

Barbara

Ich habe einmal in einem Land, in dem das erlaubt ist, halluzinogene Pilze zu mir genommen. Lieber Himmel, was für eine Erfahrung! Nichts in meiner Umgebung war noch wirklich.

Ich sah, wie der Deckenbalken über mir sich in etwas Weiches verwandelte, das sich verbog. Lange Zeit beobachtete ich das Blatt einer Pflanze vor dem Fenster. Ich versank förmlich in seinem Grün, ein herrliches Grün, erhellt von einem goldenen Licht, das einen strahlenden Saum an seinen Rändern schuf. Als ich die Augen schloss, verselbstständigten sich die Bilder: Teufel und orangerote Ungeheuer griffen mich an. Sie reduzierten mich aufs Wesentliche, denn sie fraßen mir das Fleisch von den Knochen, aber ohne mir weh zu tun. Ich reiste durch Bereiche, die nur durch einen Luftschleier voneinander getrennt waren. Eine ganz andere Welt. Wenn ich einen Schritt tat, schien der Boden Wellen durch mein Bein bis in den Kopf zu schicken. Ich war vollkommen durchlässig. Was mir half, war die Tatsache, dass mein Bewusstsein zehnmal so klar war als gewöhnlich. Auch wenn meine Sinneswahrnehmung gesteigert war und ich viel mehr erlebte als sonst, war mein Bewusstsein doch weit genug, um all dies fassen zu können. Ich war nicht das Opfer einer Substanz, sondern mein Bewusstsein war mit ihr in eine interaktive Beziehung getreten.

Mit dem G-Punkt ist das ähnlich: dieselben strahlend klaren Bilder, dieselbe gesteigerte Sinneswahrnehmung. Ich sah einen Himmel von funkelndem Azurblau, der sich am Horizont mit dem Gold des Wüstensandes traf. Ich selbst schien in einem lichten Raum zu schweben, das Licht umhüllte und durchdrang mich zur selben Zeit. Jeder Gedanke, jede Bewegung im Geist zeigte sich dreifach: in einem surrealen Bild, einer körperlichen Wahrnehmung von Wellen und Strahlen, die mich durchflossen, und in der Musik, die mich umgab. Als ich am Ende der Massage eine Praline aß, war diese Erfahrung genussreicher als ein ganzes Menü.

Wenn Sie nicht darauf warten wollen, dass solch eine Erfahrung sich spontan ergibt, können Sie verschiedene Methoden nutzen, wie sie seit Jahrhunderten oder gar Jahrtausenden in den Schulen des Geistes gelehrt werden. Im Tantra kanalisiert man die sexuelle Energie und lenkt sie zuerst ins Herz, um sie mit der Liebesenergie zu vereinen, und dann weiter nach oben, um das sechste Chakra in der Kopfmitte, auf der Höhe des Dritten Auges, zu erwecken. Dort öffnet sich das Tor zu tiefen Einsichten, dem intuitiven Verständnis, das sich manchmal blitzartig einstellt und dafür sorgt, dass alles klar wird. Dann lösen sich in einem Augenblick Fragen und innere Konflikte, die wir bereits seit Monaten oder Jahren mit uns herumschleppen.

Das soll nicht heißen, dass die Sexualität uns einen privilegierten Zugang zur transpersonalen Bewusstheit und der Erfahrung des Göttlichen öffnet. Das trifft in der Hauptsache nur für leidenschaftliche Menschen zu, die sich bereits von Anfang an stark mit ihrer Sexualität identifzieren. In so einem Fall gibt dieser Aspekt des Selbst dem Bewusstsein den nötigen Anstoß zur absoluten Hingabe.

Außer der Massage des G-Punktes, die wir hier so ausführlich beschrieben haben, kennt das Tantra noch viele andere Methoden und Meditationstechniken, um das tiefste Bewusstsein zu erwecken. Sie alle bauen auf folgenden Grundprinzipien auf:

- Vertrauen Sie Ihrer eigenen Erfahrung und lassen Sie all die Empfindungen, die Sie im Körper erleben, zu.
- Geben Sie sich Ihrem Erleben hin. Nehmen Sie es mit

dem Herzen auf, ohne es mit dem Verstand bewerten zu wollen.

- Bleiben Sie präsent. Beobachten Sie alles, was sich ergibt, als wären Sie Zeuge Ihres Erlebens.

Ergänzend zu diesen Grundprinzipien möchten wir Ihnen die folgenden Ratschläge geben:

- Überlassen Sie sich dem Rhythmus, auch wenn er Sie nach unten trägt. Haften Sie nicht an den ersehnten erregenden Momenten. Bleiben Sie nicht am Gipfel hängen, weil Sie die Niederungen verachten. Wo Berge sind, da sind auch Täler. Das gilt gleichermaßen für Beziehung, Liebe, Sexualität, veränderte Bewusstseinszustände, den spirituellen Weg usw.
- Die Erfahrungen, um die es in diesem Kapitel geht, ziehen sich über einen längeren Zeitraum hin. Viele Menschen sehen bei der ersten G-Punkt-Massage innere Bilder, doch nur die wenigsten sind transpersonal. Wenn Sie während der ersten acht Massagen Ihres Lust-Programms keine solchen Erfahrungen machen, heißt das nicht, dass diese Bereiche Ihnen grundsätzlich verschlossen sind, sondern dass in diesem Augenblick Ihres Lebens Ihre persönlichen Themen wichtiger sind und daher zuerst bearbeitet werden müssen.
- Vertrauen Sie Ihrer Erfahrung: Wenn Sie während der Massage am G-Punkt intuitive Erkenntnisse haben, die Sie zum Nachdenken bringen, wenn Sie völlig ungewohnte Gedanken haben, Empfindungen, die noch lange in Ihnen nachhallen, blitzartige Einsichten, die Ihr Leben in einem ganz neuen Licht zeigen, akzep-

tieren Sie diese als Geschenk. Nehmen Sie sie an als Gelegenheit, die ausgetretenen Pfade zu verlassen, Ihr Leben neu zu überdenken, sich von den üblichen Vorstellungen zu befreien, die mittlerweile zu einem Teufelskreis geworden sind. Versuchen Sie nicht, Ihrer Erfahrung gleich wieder ein Etikett aufzudrücken, ihr eine bestimmte Bedeutung zuzuordnen, denn dann quetschen Sie das neue Erleben in die alten Schubladen. Lassen Sie sich vom Staunen tragen, solange es anhält.

Die Massage des G-Punktes trägt Sie direkt ins Herz des weiblichen Prinzips: in die Empfänglichkeit. In vielen Alltagssituationen, in denen auch Ihr aktiver Part gefragt ist, mögen Sie mit Empfänglichkeit nicht weit kommen, doch für die Reise ins Reich des Transpersonalen ist sie die ideale Voraussetzung. Auf diesem Bewusstseinsniveau stimmen sowohl Männer als auch Frauen sich auf die empfangende Seite ihres Wesens ein. Das bedeutet, dass sie offen werden für Bilder und Empfindungen und sie annehmen, wie sie kommen, ohne sie in »gut« und »schlecht« einzuteilen, zu steuern, sie nach eigenem Belieben zu verändern.

Die Reise in diese inneren Reiche setzt voraus, dass man bewusst mit den einzelnen Erscheinungen umgehen kann. Sie verlangt ein sehr subtiles Balancieren, so als würde man auf einem Berggrat dahinwandern. Zum einen gilt es, sich allem, was kommt, hinzugeben, zum anderen aber die neutrale Distanz des Beobachters aufrechtzuerhalten, der sich mit nichts identifiziert. Ein Beispiel: Wenn Sie während der Massage Tausende von Schlangen sehen, die sich um Ihre Füße winden, sodass

Sie nicht einen Schritt tun können, ohne auf eine zu treten, wenn Sie Zauberer, tiefe Abgründe oder andere schreckliche Dinge sehen, ist es besonders wichtig, das Bewusstsein klar zu halten. Lassen Sie sich Ihrer inneren Bilder wegen nicht von Panik überwältigen, auch wenn alles sehr real wirkt. Beobachten Sie Ihre Reaktionen: den Atem, der plötzlich anhält, die Anspannung im Körper, das klopfende Herz – aber ohne sich damit zu identifizieren. Sobald Sie sich damit identifizieren, wird alles nur noch schlimmer. Dann fallen Sie aus dem sechsten Chakra in die Ängste des ersten zurück. Andererseits sollten Sie sich auch nicht so weit aus den Erscheinungen zurückziehen, dass Sie gar nichts mehr fühlen, weil Sie so Ihre Erfahrung abtöten: Dann sind Sie zur Marmorstatue geworden, versteinert, ohne jedes Leben.

Dasselbe gilt natürlich auch für angenehme Visionen wie weite Landschaften, den Sternenhimmel oder erotische Szenen. Sobald Sie sich mit dem identifizieren, was Sie sehen, blockieren Sie den Prozess. Sie lassen sich nicht mehr auf andere Persönlichkeitsschichten ein, erlauben sich nicht, über Ihre Grenzen hinauszugehen.

Wie wir bereits am Anfang dieses Kapitels gehört haben, geht die Sphäre des Transpersonalen über die Grenzen des Organismus hinaus. Das ist beileibe nicht nur ein sprachliches Bild, sondern eine deutliche Empfindung. Wir nehmen klar wahr, dass unsere Identität nicht mit unserem Körper aufhört, sondern sich im Energiekörper (auch Aura genannt) fortsetzt, und dass dieser Energiekörper verschiedene Dimensionen annehmen kann. Praktisch bedeutet das, dass der Übergang von der persönlichen Identität (als Organismus, der

Körper und Geist umfasst) zur transpersonalen Identität mit dem Gefühl der Ausdehnung verbunden ist. Diese Erfahrung wird gewöhnlich bis zu einem bestimmten Punkt als angenehm empfunden, so als würde man sich nach einem schönen Ferientag entspannen. Jede weitere Ausdehnung jedoch erleben wir gewöhnlich als unangenehm, ja beinahe schmerzhaft, wenn man von einer sehr subtilen Art des Schmerzes ausgeht. Genau das aber sind die Empfindungen, welche die meisten Frauen in der ersten Phase der G-Punkt-Massage erfahren. So ist dieser Weg eine Abkürzung in die Tiefen des eigenen Selbst, weil wir damit direkt auf den Energiekörper einwirken und ihn buchstäblich zu höheren Freunden animieren können. Wer jedoch daran gewöhnt ist, die eigene Energie zurückzuhalten und zu kontrollieren, erfährt diesen »Lust-Überschuss« als schmerzhaft. Nicht wenige Frauen beschreiben ihre Erfahrungen als »Lust an der Grenze des Erträglichen« oder als »Lust und Schmerz zugleich«.

Die Reise durch die Sphären des Transpersonalen ist keine Teeparty. Wie Sie den Erfahrungsberichten der anderen Frauen entnehmen können, hat sie nichts mit jener etwas langweiligen Art der »Spiritualität« zu tun, die einige New-Age-Gurus propagieren, wenn sie mit sanfter Stimme rezitieren: »Entspann dich, akzeptier dich, denk positiv.« Sie ähneln den Priestern, die ständig predigten: »Sündige nicht. Liebe deinen Nächsten. Bete.« Abstrakte Anweisungen, welche die Seele nicht berühren.

Der geistige Weg bedeutet keineswegs, dass wir auf ein intensives Leben verzichten müssen, dass wir unsere weihrauchgeschwängerte Welt mit Watte auspolstern, sanft säuseln und ständig lächeln. Den spirituellen Weg einzuschlagen bedeutet, sich in die Wogen des Lebens in all seinen Formen zu stürzen oder wie unser Lehrer Daniel Odier schreibt:

> Für die Meister der verschiedenen Tantratraditionen ist die Leidenschaft ein unverzichtbares Element der spirituellen Suche, die Fülle des Lebens. Für sie ist alles Bewegung, Expansion, Kontraktion, Lust, Kreativität, Feuer. Sie meinen sogar, man müsse, um sich der Meditation richtig widmen zu können, ein klein wenig Erregung (harsa) empfinden.[5]

Für viele Menschen sieht die Gleichung immer noch so aus: Sex = Intensität, Geist = innerer Friede. Es stimmt ja, dass die lebenden spirituellen Meister tiefen Frieden ausstrahlen und vollkommen im Einklang mit dem Leben stehen. Viele Menschen aber sehen nicht, dass dieser innere Friede vibriert, voller Leidenschaft und Intensität ist. Mit dem süßlichen Halbschlaf, den wir gewöhnlich mit innerem Frieden assoziieren, hat er gar nichts gemein.

Wer sich auf diesen Weg begibt, macht Erfahrungen, die alles andere als friedvoll sind. Nachdem wir lange Jahre dem tantrischen Weg gefolgt sind, neigen wir mehr zu folgender Gleichung: Sex = innerer Friede, Geist = Intensität. In diesem Sinne ist die Stimulierung des G-Punktes mehr eine spirituelle als eine sexuelle Erfahrung, denn sie bereitet den Weg für den nächsten Schritt: alle Identifikationsmuster loszulassen, um im Raum, im Universellen, im Göttlichen aufzugehen.

Transpersonale Erfahrungen haben durchaus Ähnlichkeit mit dem Bewusstsein der All-Einheit, sind aber keinesfalls dasselbe. Bilder zu sehen und Visionen aus der Tiefe der eigenen Seele zu empfangen bedeutet nicht, dass man mit dem Göttlichen eins ist. Nicht jeder, der die Madonna sieht, ist ein Heiliger. In der höchsten Vereinigung fällt auch noch die letzte Grenze, dann wird der Mensch vom Göttlichen durchdrungen, wie dies die christlichen Mystiker beschreiben. Die Tantriker nennen dies: »Der Körper verschmilzt mit dem Raum.«[6] In der Nicht-Dualität lösen die Unterscheidungen zwischen innen und außen, Subjekt und Objekt, Ich und Welt sich auf.

Die Stimulierung des G-Punktes kann das Bewusstsein der Frau, die sich den höheren Bewusstseinszuständen vollkommen hingibt, zu Erkenntnissen verhelfen, die in die Sphäre des Kollektiven gehören. Sie begegnet den Symbolen des Archetypischen. Sie kann ganz allgemein gesehen die Pforte zu transpersonalen Erfahrungen öffnen, doch sie kann ihr nicht helfen, auch die letzte Grenze zu überwinden und vom sechsten zum siebten Chakra überzugehen. Dieser Schritt nämlich ist seinem Wesen nach vom Willen unabhängig. Er entzieht sich jeder Technik bzw. Methode.

Das in diesem Buch vorgestellte Programm kann Sie dieser Grenze näher bringen. Es kann eine Ahnung erwecken, dass das, was Sie »Ich« nennen, keineswegs eine stabile, sondern vielmehr eine extrem wandelbare Einheit ist, die sich im Extremfall sogar auflösen kann. Es kann Sie in die Reiche des sechsten Chakras führen, ins Vorzimmer, von dem aus nur noch ein Schritt zu tun ist. Doch wenn Sie dort erst angekommen sind, gibt es nichts mehr, was Sie selbst tun könnten. Dann müssen Sie in diesem äußerst subtilen Bewusstseinszustand verharren und warten. Warten auf die Gnade, dass ein anderer Raum sich öffnen möge. Nun hängt alles Weitere nicht mehr von Ihnen ab. Hier ist nur noch Hingabe verlangt, absolute Hingabe. Und zwar nicht an den Partner, sondern an das All-Eine.

Wir können Ihnen an diesem Punkt nicht mehr weiterhelfen, weil wir den weiteren Weg nicht kennen. Wir haben in einigen wenigen, kurzen Momente derartige Erfahrungen gemacht, aber nicht mehr. Damit Sie sich eine Vorstellung machen können, wovon wir sprechen, müssen Sie sich nur eine Frage stellen: Wie weit können Sie sich Ihrem Partner hingeben, dem Menschen, dem Sie am meisten vertrauen, der Sie am meisten liebt, der Sie kennt wie niemand sonst? Nun: Wenn die Hingabe an diesen Menschen schon so ist, wie kann sie dann erst sein, wenn Sie sich dem Ganzen hingeben – ohne jede Zurückhaltung?

Nach dieser kurzen Beschreibung des tantrischen Wegs kehren wir nun zum Ausgangspunkt zurück, zum gegenwärtigen Moment, an den Ort, an dem wir uns gerade befinden.

Jeder Mensch ist mehr oder weniger in sich selbst verschlossen. Wenn Sie die Augen schließen, um Ihren Körper besser zu spüren, nehmen Sie im Normalfall seine einzelnen Teile klar wahr. Sie spüren, dass diese vom Kopf bis zu den Füßen keineswegs gleichermaßen von Energie durchflossen sind, jener Energie, die wir *prana* oder Lebensenergie nennen. Die einzelnen Partien des Körpers fühlen sich ganz unterschiedlich an. Eine ist eher angespannt, die andere gelöst. Eine spüren wir deutlich, die andere gar nicht, weil sie nicht recht mit dem Rest des Körpers verbunden scheint. Eine kommt uns weich und fließend vor, die andere ist hart wie ein Stück Holz. Das, was wir den »Normalzustand« nennen, ist also schon kein einheitliches Ganzes, sondern präsentiert sich zersplittert, unausgeglichen, neurotisch. Die »höheren Bewusstseinszustände« jedoch sind der Einheit des Seins, der Ganzheitlichkeit des Bewusstseins viel näher, als wir glauben.

Die Meditation trägt uns in diesen einheitlichen Bewusstseinszustand, der den ganzen Körper in einer Frequenz schwingen lässt. Sie lässt uns spüren, dass wir ganz sind, aus einem Stoff sozusagen. Diese Einheit sorgt dafür, dass der Körper sich im Raum ausdehnen kann, dass Sie mit Ihrem Partner eins werden können, mit den Dingen, die Sie berühren, den Menschen, mit denen Sie in Kontakt treten. Diese Einheit geht vom Körper aus und dehnt sich in den Raum aus, immer weiter und weiter, bis sie die Sphäre des Universellen, des Göttlichen erreicht. Und das hat nichts mit religiösen Glaubenssätzen zu tun, sondern ist einfache, gelebte Erfahrung, bei der die innere Einheit sich in der Vereinigung mit dem Göttlichen widerspiegelt. Wie der christliche Mystiker Meister Eckhart schreibt:

O Seele mein,
geh aus, Gott ein!
Sink all mein Etwas
in Gottes Nichts,
sink in die grundlose Flut!
Fliehe ich von dir,
so kommst du zu mir.

Verlier ich mich,
so finde ich dich,
o überwesenhaftes Gut![7]

Der Weg zur göttlichen Begegnung ging also vom Körper aus. Er begann mit der Wahrnehmung der einzelnen Teile und ihrem Streben nach Einheit, nach Gleichklang. Daher ist die G-Punkt-Massage keineswegs nur ein Vorgeschmack auf diese Erfahrung, sondern ein entscheidender erster Schritt.

Auch wenn die hier beschriebenen Erfahrungen dieses Niveau nicht erreichen, so zeigen sie doch zumindest, in welche Richtung der Weg führt. Sie führen die Frau ein in einen weiten, überpersönlichen Bewusstseinszustand, in dem sie sich alldem öffnen kann, was über die alltägliche Erfahrung hinausgeht, in dem sie sich weder mit einem äußeren noch mit einem inneren Objekt identifiziert, sondern lernt, mit dem Raum eins zu werden. So gewöhnt sie sich an jenen Bewusstseinszustand, den die Buddhisten »Leerheit«, die Tantriker einfach »Raum« nennen.

Silvana

In den Augenblicken, in denen ich zu versinken schien, war ich vollkommen wach, aber in einem unbekannten Raum: sehr weit, dunkel, wie Samt. Als würde ich einen altvertrauten Ort besuchen, an dem ich schon vor Urzeiten gewesen bin.

Anna Maria

Nach einigen Momenten der Anspannung im ganzen Körper schien ich in einen dunklen Raum zu stürzen, der plötzlich blau erschien und von weißen Blitzen durchzuckt war. Ich kam mir vor, als schwimme ich in der Fruchtblase, wo ich

14.a	*Haben Sie »innere Räume« oder ungewöhnliche Zustände erlebt?*	
	Ja	52
	Nein	13
	Gesamt	*65*
14.b	*Wenn ja, welche?*	
	Den ganzen Raum auszufüllen, weit zu sein, ausgedehnt, offen, locker	12
	Auf Wolken zu schweben, eine diffuse Leichtigkeit, ein Fließen	10
	Gefühl von Ganzheit, Unversehrtheit im ganzen Körper	6
	Der Körper wird leer, tiefe Einsichten stellen sich ein	6
	Ganz tief bei mir zu sein	5
	Ein vollkommenes Glücksgefühl, ein angenehmer Verlust der Grenzen	4
	Der Klang meiner Stille	4
	Rebellion, uneins mit mir selbst zu sein	3
	In den Raum geschleudert zu werden, einen uralten, mir wohl bekannten Raum	3
	Mich total offen zu fühlen	3
	Etwas zu erkennen, das größer ist als ich	2

sehr sanft von einer zur anderen Wand glitt. Gesehen habe ich nur Wolken, gespürt nur Wasser.

Olga

Mein Körper wusste, was zu tun war. Er atmete sehr tief. Da war ein Teil in mir, der sich dessen bewusst war, wusste, dass er keinesfalls eingreifen durfte, und dem Ganzen voller Verwunderung zusah. Ich habe grenzenlose Räume kennen gelernt. Mir schien, als schwebte ich im All, als einer von Millionen Sternen. Ich bewegte mich sehr schnell, mit der Geschwindigkeit von Gedanken. Und dann war da noch etwas weit Größeres, das ich aber nicht mit Worten beschreiben kann.

Rita
Die Stille, der Klang meiner Stille, die Farben, die Lichter meiner inneren Stille.

Ein einziger Punkt kann uns mit diesem größeren Raum verbinden. Im *Vijnanabhairavatantra* (Tantra des höchsten Bewusstseins) heißt es, und nicht nur in Bezug auf den G-Punkt: »Drück auf einen Punkt deines Körpers. Mit Hilfe dieses einen Punktes wirst du ins Lichtreich Bhairavas [ein Aspekt Shivas] eingehen«.[8]

Anders als andere mystische Erfahrungen, die durch Meditation, Atem- oder Visualisationstechniken herbeigeführt werden, kann die Übung mit dem G-Punkt Sie niemals der Welt entfremden. Sie erlaubt einfach nicht, dass Sie sich in ein hübsches esoterisches Spielchen vertiefen, das Sie irrtümlich mit Meditation verwechseln. Der G-Punkt, der im Herrschaftsbereich des ersten Chakras liegt, ist fest mit der Kraft der Erde verbunden, ein Element, das den Frauen immer schon wohlgesinnt war. Daher verleiht er Ihnen ein Gefühl des Verankertseins, das Sie fliegen lässt, ohne dass Sie den Kontakt mit dem Körper, mit der Wirklichkeit verlieren.

Es ist daher nur zu verständlich, dass der G-Punkt im *Ananga Ranga* »heiliger Punkt«, »Punkt der Glückseligkeit«, in Sanskrit *saspanda* genannt wird. Da steckt keinerlei poetische Übertreibung dahinter. Der G-Punkt bietet einen praktischen Zugang zu höheren Bewusstseinszuständen, die Sie – wenn sie mit der Bewusstheit der Meditation verbunden sind – auf den nächsten Schritt vorbereiten: der Vereinigung mit dem Göttlichen.

Für das Christentum, das seit Jahrhunderten daran gewöhnt ist, Sexualität und Spiritualität zu trennen, mag es ein Sakrileg sein, den Weg zur göttlichen Einheit in der Vagina der Frau zu beginnen. Andererseits hat jeder von uns, ob Mann oder Frau, schon einmal den G-Punkt einer Frau berührt. Und zwar nicht nur mit einem Finger, sondern mit dem ganzen Körper: als wir nämlich aus dem Leib unserer Mutter geschlüpft sind. Wenn unser Leben als körperliches Individuum auf der Erde dort begann, warum sollten wir nicht dort den Weg suchen, der uns aus den engen Grenzen unseres Körpers und unserer Persönlichkeit befreit? Es ist sicher kein Zufall, dass Gustave Courbet sein berühmtes Ölgemälde, das ein weibliches Becken zeigt, *L'origine du monde,* Ursprung der Welt, genannt hat. Dort haben Sie Ihren Anfang genommen. Dort wurde die ganze Welt geboren.

In anderen, toleranteren Religionen, die sich stärker auf von jedem Menschen nachvollziehbare sinnliche Erfahrungen stützen statt auf überlieferte abstrakte Glaubenssätze, wird die Vulva als Altar für die Verehrung Gottes gefeiert. Im Übrigen kann jede menschliche Erfahrung zum Weg werden, der uns zum Göttlichen führt, da jede Erfahrung aus ihm entsteht. Daher sind der Weg der Meditation oder des Gebets genauso wertvoll wie der Weg der Asanas (Stellungen im Hatha-Yoga), der Mantras (heiliger Silben), des Pranayana (Atemübungen) oder des Maithuna (tantrische sexuelle Vereinigung). Und die Erfahrung all jener, die diese Wege beschritten haben, belegt dies.

Tantrakurse

Sollten Sie bei der Lektüre dieses Buches zu der Auffassung gekommen sein, dass ein Tantrakurs Ihnen helfen könnte, auch andere Bedürfnisse zu befriedigen, als da wären: eine Verbindung zwischen Sexualität und Herz schaffen, die Liebe stärken, die Kommunikation mit dem Partner verbessern, die emotionale Dynamik in der Beziehung zum anderen Geschlecht begreifen lernen, die Energie der Chakren kennen zu lernen, meditieren zu lernen, dann finden Sie Informationen zu Tantraseminaren der verschiedenen Lehrer im deutschsprachigen Raum in der Zeitschrift *Connection* (siehe www.connection-medien.de) oder auf der Webseite www.tantra-info.ch.

Für Seminare in italienischer Sprache in der Toskana können Sie sich auch an die Autoren wenden:

Elmar und Michaela Zadra
Istituto Maithuna srl
I-52031 Anghiari (AR)
www.maithuna.it

Die Daten unserer Befragung

Nachdem wir innerhalb von sechs Jahren in unseren Tantrakursen die Reaktionen von 180 Frauen bei der Stimulierung des G-Punktes beobachtet haben, haben wir an 65 dieser Frauen den folgenden 28 Punkte umfassenden Fragebogen ausgeteilt. Einige der Punkte setzen sich aus mehr als einer Frage zusammen. Hier geht es meist um die Gewinnung detaillierter Informationen. Alle Frauen nahmen an einem Kurs zum Thema »Bewusste Sexualität« teil. Die Frauen und ihre Partner hatten vorher schon andere Tantrakurse besucht. Sie kannten sich untereinander, hatten also keine Scheu, sich sexuell erregt vor anderen zu zeigen bzw. ihre Gefühle auszudrücken. Die gesamte Massage (siehe Kapitel 2) dauerte vier Stunden, wobei der G-Punkt jeweils für 25 bis 30 Minuten stimuliert wurde. Die Fragen 1 bis 5 wurden den Frauen vor der G-Punkt-Massage vorgelegt, die Fragen 6 bis 28 danach.

Bei diesem Fragebogen haben wir Fragen mit vorgegebener Antwort mit solchen kombiniert, bei denen die Antwort frei formuliert werden konnte. So bekamen wir einerseits vergleichbare Daten, andererseits sehr persönliche, manchmal beinahe poetische Berichte über die subjektive Erfahrung der Frauen. Die meisten der frei zu formulierenden, aber auch einige der vorgegebenen Antworten ergeben zusammen nicht die Gesamtzahl von 65 Fragebögen. Das liegt daran, dass einige Frauen manche Fragen gar nicht beantworteten und dass bei manchen Fragen mehrfache Antworten erlaubt waren.

Die frei formulierten Antworten wurden aus Gründen der statistischen Auswertung von uns in bestimmte Kategorien zusammengefasst. So fielen Ausdrücke wie »innerer Friede«, »Stille« und »innere Ruhe« in eine Kategorie. Um die Interpretation der gesammelten Daten nicht noch weiter zu treiben, haben wir darauf verzichtet, diese Kategorien zu benennen. Wir ziehen es vor, die von den Frauen benutzten Ausdrücke anzugeben. Gab eine Frau zwei einander widersprechende Antworten, haben wir diese nicht übergangen, sondern beide Antworten in der jeweiligen Kategorie gezählt, weil gerade diese Art sich abwechselnder, widersprüchlicher Wahrnehmung für die G-Punkt-Erfahrung typisch ist. Besonders interessante Berichte haben wir in das Buch aufgenommen.

Einzelne Abschnitte des Fragebogens haben wir bereits dort vorgestellt, wo sie einzelne Aspekte des G-Punkt-Erlebens erläutern sollten; hier möchten wir ihn noch einmal in seiner Gesamtheit präsentieren. So kann die geneigte Leserin den ganzen Ablauf von den ersten Fragen bis zu den individuellen Aussagen der interviewten Frauen noch einmal nachvollziehen, kann die einzelnen Fragen aber auch – warum nicht? – selbst beantworten. Wir wünschen viel Glück auf Ihrer persönlichen Reise zur Selbsterkenntnis.

Vor der Massage

1	*Wie alt sind Sie?*	
	21-30 Jahre	5
	31-40 Jahre	31
	41-50 Jahre	27
	50 Jahre oder mehr	2
	Gesamt	*65*

2	*Haben Sie ein oder mehrere Kinder geboren?*	
	Ja	24
	Nein	41
	Gesamt	*65*

3	*Wie leben Sie Ihre Sexualität vorwiegend aus?*	
	Heterosexuell	48
	Durch Masturbation	12
	Bisexuell	4
	Im Moment gar nicht	1
	Homosexuell	0
	Gesamt	*65*

4	*Inwieweit sind Sie mit Ihrem Sexualleben zufrieden?*	
	Sehr zufrieden	9
	Zufrieden	21
	Einigermaßen zufrieden	22

	Nicht zufrieden	13
	Gesamt	*65*

5.a	*Haben Sie schon einmal vom G-Punkt gehört?*	
	Ja	53
	Nein	12
	Gesamt	*65*
5.b	*Wenn ja, wie?*	
	Ich habe darüber gehört oder gelesen	32
	Ich habe ihn konkret körperlich erfahren	19
	Ich habe eine vage Vorstellung bzw. Empfindung	13

Nach der Massage

6.a	*Wo ordnen Sie auf dem Schamanenrad Ihren anatomischen Typ ein?*	
	Wolfsfrau	13
	Wolfsfrau – Tanzende Frau	7
	Gazelle	3
	Hirschfrau	9
	Füchsin	1
	Schaf-Frau	8
	Schaf-Frau – Tanzende Frau	2
	Büffelfrau	11
	Büffelfrau – Tanzende Frau	1

Bärin	3
Tanzende Frau	6
Ich weiß nicht	1
Gesamt	*65*

6.b *Welcher anatomische Typ ist Ihr Partner, wenn Sie aktuell einen haben?*

Pferd	4
Pferd – Tanzender Mann	1
Hirsch	3
Hirsch – Tanzender Mann	1
Widder	2
Coyote	3
Coyote – Tanzender Mann	2
Bär	4
Bär – Tanzender Mann	4
Tanzender Mann	12
Ich habe mehrere oder keinen Partner	29
Gesamt	*65*

7 *Welche neuen Erfahrungen haben Sie bei der Stimulierung des G-Punktes gemacht?*

Ich habe ihn exakt bestimmen können	20
Eine Vielfalt unterschiedlicher Empfindungen	8
Alles war neu. Es war das erste Mal	7
Einen tiefinneren Raum voller Erregung	6
Ängste, Spannungen und Schmerzen	5
Den G-Punkt ohne Penetration zu erleben	5
Tiefe Entspannung	5

Einen hohen Grad an Entspannung und Sensibilität in der Vagina	4
Intimität und vollkommene Hingabe	3
Mehr Bewusstheit	3
Dass eine so lange Zeit nur mir gewidmet war	2
Orgasmus und Reflexe im ganzen Körper gespürt zu haben	2

8.a	*Welche körperlichen Empfindungen hatten Sie bei der Stimulierung des G-Punktes?*	
	Gefühl, pinkeln zu müssen	21
	Reine Lust, reines Vergnügen	17
	Brennen, Wärme	16
	Schmerz, Irritation	13
	Vibration, elektrische Entladungen, Funken	11
	Erregung, Verlangen	5
	Gefühl der Weite	4
	Spannung, Wut	2
	Glückseligkeit	2
	Einen Energieschub	2
	Abwechselnd Lust und Schmerz	2
8.b	*Was haben Sie bei der Massage im Genitalbereich empfunden?*	
	Diffuse oder exakt lokalisierbare Lustgefühle	16
	Schmerz, Spannung, stechende und unangenehme Gefühle	13
	Öffnung, Ausdehnung, das Gefühl einer weiten Vagina	10

Entspannung, Loslassen, Heiterkeit	6
Erregung beim Kontakt	6
Fließende, sanfte Weichheit	5
Pulsieren	4
Wärme	4
Gefühllosigkeit	4
Abwechselnd Lust und Schmerz	3
Frieden und Ruhe	3
Einen deutlichen Unterschied zwischen der linken und rechten Seite	2

8.c *Was haben Sie bei der Massage im Becken empfunden?*

Ausdehnung, Entspannung, Öffnung, Weitung	14
Schmerz, Spannung, Bewegungslosigkeit, Sich-Verschließen	11
Sanfte Entspannung, Hingabe, Leichtigkeit der Bewegungen	9
Wärme	8
Wellen, Vibrationen, Kommen und Gehen von Lustgefühlen	4
Abwechselnd Öffnen und Sich-Schließen	3
Zwei Linien vom G-Punkt zum Bauch	2
Fast nichts	1

8.d *Was haben Sie bei der G-Punkt-Massage im restlichen Körper empfunden?*

Schauder, Ameisenkribbeln	14
Den Wunsch, Hände, Beine oder Kopf zu bewegen	6
Spannung im Ober- und Unterbauch, Übelkeit	6
Sanfte Vibrationen	5

Steifer Hals, steifer Schulter- und Nackenbereich, steife Hände	5
Das Gefühl bzw. der Wunsch zu explodieren	5
Erleichterung oder Wärme in der Brust	4
Unklare Verbundenheit und Wärme, wellenartig	4
Elektrische Entladungen	3
Ich habe den Rest des Körpers nicht gespürt	2
Lustvolle Empfindung im Mund	1

8.e *Unterscheiden sich die Empfindungen am G-Punkt von denen der angrenzenden Vaginabereiche?*

Ja	59
Nein	0
Keine Antwort	6
Gesamt	*65*

8.f *Wenn ja, in welcher Form?*

Weiter reichende, tiefer gehende, intensivere, leidenschaftlichere Empfindungen	13
Besser lokalisierbare, klarere Empfindungen	12
Gefühl, pinkeln zu müssen; elektrische Entladungen, Stiche, Brennen, Schmerzen	11
Mehr Lust, mehr Erotik, mehr Vergnügen, mehr Ekstase	9
Stärkere Erregung	8
Die Empfindungen dehnen sich auf den ganzen Körper aus	7
Die Lust geht an die Grenze des Unerträglichen	6
Die Lust ist ausgedehnter, tiefer	3
Erhöhte Empfindsamkeit, teilweise unangenehm	2
Feine Vibration	1

9.a	*Haben Ihre körperlichen Empfindungen sich während der G-Punkt-Massage verändert?*	
	Nein	4
	Ja	54
	Ich weiß nicht/Keine Antwort	7
	Gesamt	65
9.b	*Wenn ja, wie waren sie anfangs, wie gegen Ende?*	
	Anfängliches Unbehagen, schließlich Lust	14
	Ein ständiges Auf und Ab zwischen Unbehagen und Lust	4
	Die Empfindungen haben sich in meinem Körper immer mehr ausgedehnt	3
	Die Empfindungen wurden mit der Zeit immer intensiver	3
	Immer wieder Unbehagen	2
	Immer wieder Lustgefühle	1

10	*Was empfanden Sie als angenehm?*	
	Den Kontakt, die Aufmerksamkeit, die Zärtlichkeiten	11
	Alle Empfindungen	11
	Freude, Heiterkeit, Leichtigkeit, Glücksgefühle	9
	Öffnung, Erregung, Hingabe, Ausdehnung	8
	Pure Lust	5
	Vibrationen, Funken, ein Rausch	4
	Öffnung im Brustbereich, Freiheit	3
	Wärme	3
	Innere Stille, Gefühl der Einheit	3

Wellen, die sich ausbreiteten, ein Fließen	3
Ein Gefühl der Macht	2

11 *Welche unangenehmen Empfindungen tauchten auf?*

Brennen und Harndrang	15
Krämpfe, Druck, Spannungen	15
Übermäßiges Gefühl elektrischer Entladungen, Schmerzen, Juckreiz	12
Unwohlsein, Nervosität, Unduldsamkeit	8
Starke Vibrationen, Pochen und Pulsieren	3
Angst, innere Erschütterung, Verwirrung	3

12.a *Hatten Sie Schwierigkeiten?*

Ja	50
Nein	15
Gesamt	*65*

12.b *Hatten Sie Ängste? Wenn ja, welche?*

Angst vor Schmerz oder Unwohlsein	13
Angst vor Kontrollverlust; Angst, in der Erfahrung unterzugehen	10
Angst vor zu viel Lust, zu vielen Empfindungen, zu viel Intensität	6
Sorgen um das Wohlbefinden des Partners	6
Angst, nichts zu spüren	4
Angst, zu pinkeln	3
Angst, vor Wut zu explodieren	2
Angst, der Finger könne nicht eindringen	1

12.c	*Empfanden Sie Scham? Wenn ja, weswegen?*	
	Mich so mit gespreizten Beinen zu entblößen	15
	Wegen der Gerüche und »Säfte«, die ich ausströmte	3
	Weil ich mich so offen zeigte – wie eine Hure	3
12.d	*Gab es Stimmen in Ihrem Kopf? Wenn ja, welche?*	
	Ich schaffe das nie. Ich verdiene es nicht. Bin ich etwa unsensibel?	12
	Ich bin ihm zu anstrengend. Mein Partner schafft das nicht	4
	Es wird mir zu viel. Ich mag nicht mehr. Besser, wir hören auf	3
	So viel Lust ist doch gar nicht möglich	3
	Was tut er denn da?	2
	Ich muss achtsam und präsent bleiben!	1
	Es ist doch ekelhaft, zu ejakulieren	1

13.a	*Haben Sie Gefühle und Emotionen verspürt?*	
	Ja	51
	Nein	14
	Gesamt	*65*
13.b	*Wenn ja, welche?*	
	Liebe zum Körper, Mitgefühl, Zärtlichkeit, Rührung und Dankbarkeit	20
	Traurigkeit, heftiges Weinen	15
	Verzweiflung, Verletzlichkeit, Ausweglosigkeit	14
	Wut	13
	Freude, Heiterkeit, Befreiung	10

Angst	7
Innere Stille, Ruhe, Frieden, Verschmelzen mit der Welt	6
Starke Verwirrung	3
Vertrauen	2

14.a	*Haben Sie »innere Räume« oder ungewöhnliche Zustände erlebt?*	
	Ja	52
	Nein	13
	Gesamt	*65*
14.b	*Wenn ja, welche?*	
	Den ganzen Raum auszufüllen, weit zu sein, ausgedehnt, offen, locker	12
	Auf Wolken zu schweben, eine diffuse Leichtigkeit, ein Fließen	10
	Gefühl von Ganzheit, Unversehrtheit im ganzen Körper	6
	Der Körper wird leer, tiefe Einsichten stellen sich ein	6
	Ganz tief bei mir zu sein	5
	Ein vollkommenes Glücksgefühl, ein angenehmer Verlust der Grenzen	4
	Der Klang meiner Stille	4
	Rebellion, uneins mit mir selbst zu sein	3
	In den Raum geschleudert zu werden, einen uralten, mir wohl bekannten Raum	3
	Mich total offen zu fühlen	3
	Etwas zu erkennen, das größer ist als ich	2

15.a	*Haben Sie innere Bilder gesehen?*	
	Ja	45
	Nein	20
	Gesamt	*65*

15.b	*Wenn ja, welche?*	
	Erinnerungen an die Kindheit, an Verwandte oder an andere bekannte Gesichter	9
	Farben, Lichter, Flammen, schnelle Lichtblitze	9
	Dämonen, Schlangen, Schatten, Masken, Hexer, Tiere	8
	Blauer Himmel, Naturelemente in strahlenden Farben, Landschaften	6
	Ich in der Vagina	4
	Höhlen, Schluchten	3
	Surreale erotische Szenen	3
	Erschreckende Abgründe, göttliche Räume, Ich im Raum	2
	Sternenhimmel	2
	Die Vagina als sich öffnende Blüte	2
	Wasser, Fluss, Meer	2

16	*Wie haben Sie sich nach der Massage gefühlt?*	
	Wunderbar bereichert, befriedigt und gelassen	17
	Ganz, eins mit mir selbst, tief glücklich und voller Wohlwollen mir selbst gegenüber	16
	Wütend, enttäuscht, bestürzt, voller Zweifel am Partner	14
	Müde	12
	Sehr entspannt	11

Energiegeladen, vital, voller Kraft und Mut	10
Leicht, frisch, prickelnd	9
Befreit	7
Überrascht, voller Staunen, erschüttert, fast ein wenig trunken	6
Heiter, strahlend, gut gelaunt	6
Weich, aufnahmefähig, umfangen von Wärme und Sicherheit	6
Offen, weit	4
Ruhig, traurig und bewegt	3
Liebevoll, in Harmonie mit dem Partner	1

17 *Haben Sie schon vor diesem Kurs Erfahrungen mit dem G-Punkt gemacht?*

17.a *Als der Partner Sie mit dem Finger stimulierte?*

Ja	22
Nein	34
Keine Antwort	9
Gesamt	*65*

17.b *Während der Masturbation mit dem eigenen Finger?*

Ja	17
Nein	34
Keine Antwort	14
Gesamt	*65*

17.c	*Während der Masturbation mit dem Vibrator oder den Vibrationskugeln?*	
	Ja	9
	Nein	41
	Keine Antwort	15
	Gesamt	*65*

17.d	*Wurde gleichzeitig die Klitoris stimuliert?*	
	Ja	18
	Nein	28
	Keine Antwort	19
	Gesamt	*65*

17.e	*In wie viel Prozent der Fälle berührten Sie beim Masturbieren den G-Punkt?*	
	100 Prozent	3
	75 Prozent	2
	50 Prozent	5
	25 Prozent	8
	10 Prozent	8
	Nie	32
	Keine Antwort	7
	Gesamt	*65*

18.a	*Wird Ihr G-Punkt stimuliert, wenn Sie Liebe machen?*	
	Ja	32
	Nein	30
	Ich weiß nicht	3
	Gesamt	*65*

18.b	*Wenn ja, was sind die wichtigsten Punkte, die Ihnen helfen, ihn wahrzunehmen?*	
	Der Grad der Entspannung	26
	Die Stellung, in der wir Liebe machen	24
	Die Bewegungsfreiheit des Beckens	22
	Der Grad an Vertrautheit mit dem Partner	14
	Die Zeit, die zur Stimulierung aufgewendet wird	10
18.c	*Wenn ja, welche Stellung ist am günstigsten?*	
	Er nimmt mich von hinten	11
	Ich bin über ihm	9
	Die Missionarsstellung mit angehobenen Beinen	4
	Seitlich im richtigen Winkel. Dazu ist ein Kissen nötig	2
18.d	*Tun Sie bewusst etwas, um den G-Punkt zu stimulieren, wenn Sie Liebe machen?*	
	Ja	14
	Nein	31
	Ich weiß nicht/Keine Antwort	20
	Gesamt	*65*
18.e	*Wenn ja, was?*	
	Ich bewege das Becken	6
	Ich suche einen bestimmten Winkel	2
	Ich sorge für ein langsames Eindringen	1
	Ich drücke mit dem Finger oberhalb des Schamhügels	1
	Ich sorge mit Kontraktionen für eine gewisse Sogwirkung	1

18.f	*In wie viel Prozent der Fälle wird Ihr G-Punkt während des Liebesaktes stimuliert?*	
	Immer	2
	75 Prozent	5
	50 Prozent	4
	25 Prozent	14
	10 Prozent	7
	Nie	16
	Ich weiß nicht/Keine Antwort	17
	Gesamt	*65*

18.g	*In wie viel Prozent der Fälle erreichen Sie beim Liebesakt den Orgasmus nur durch Stimulierung des G-Punktes, ohne gleichzeitige Reizung der Klitoris?*	
	Immer	2
	75 Prozent	2
	50 Prozent	2
	25 Prozent	7
	10 Prozent	4
	Nie	26
	Ich weiß nicht	2
	Keine Antwort	20
	Gesamt	*65*

19 *Wenn man den Höhepunkt, den Sie bei der Stimulierung des G-Punktes erreicht haben, als Orgasmus definiert, unterscheidet sich dieser vom klitoralen Orgasmus?*

19.a	*In der Dauer? Wenn ja, wie?*	
	Länger, die Lust ist anhaltender	23
	Kontinuierlicher	1
19.b	*In den körperlichen Empfindungen? Wenn ja, wie?*	
	Die Lust durchdringt den gesamten Körper	12
	Sie ist stärker, intensiver, schärfer	11
	Sie ist tiefer, innerlicher, implosiver	7
	Sie breitet sich stärker aus, ist grenzenlos	6
	Sie breitet sich mit Schauder und Kontraktionen im Körper aus	4
	Sie kommt in Wellen	4
	Sie ist leichter, subtiler, sanfter	2
	Sie führt zu Ejakulation	1
19.c	*Auf emotionaler Ebene? Wenn ja, wie?*	
	Frieden, Einssein mit allem, Versinken	11
	Befreiung, Ausdehnung, Öffnung, Freude	10
	Totale Hingabe, Loslassen, Empfänglichkeit, Ergriffenheit	10
	Bewegtheit, Vibrationen im Herzen, Dankbarkeit	8
	Abwesenheit von Emotionen	1
19.d	*Im Bewusstseinszustand danach? Wenn ja, wie?*	
	Ich fühle mich ganz ich selbst, vollständiger, erfüllter, tiefer	13
	Ich bin still, friedlich, dankbar und zufrieden	6
	Glückseligkeit umfängt mich. Rund um mich spüre ich den grenzenlosen Raum	5
	Ich schwebe in sanfter Leichtigkeit	5

20.a	*Haben Sie eine Vorstellung von der Größe Ihres G-Punktes?*	
	Ja	30
	Nein	28
	Keine Antwort	7
	Gesamt	*65*
20.b	*Wenn ja, welchen Durchmesser würden Sie ihm zuordnen?*	
	Im Ruhezustand:	
	0,5 Zentimeter	6
	1 Zentimeter	15
	1,5 Zentimeter	2
	2 Zentimeter	3
	2,5 Zentimeter	4
20.c	*Wie verhält er sich im Zustand der Erregung?*	
	Er verdoppelt sich	17
	Er bleibt gleich	8
	Er schwillt an	2
	Ich weiß nicht	3

21	*Haben Sie bereits andere Erfahrungen gemacht, die Ähnlichkeit mit dem G-Punkt-Orgasmus haben? Wenn ja, beschreiben Sie diese bitte kurz.*	
	Naturerfahrung	12
	Meditation	8
	Träume	6
	Beim Marihuanarauchen	6

Beim tiefen, schnellen Atmen	3
Während des Analsex	1
Als ich sehr verliebt war	1

22.a *Kennen Sie neben dem G-Punkt noch andere sensible Bereiche in der Vagina?*

Ja	39
Nein	2
Keine Antwort	24
Gesamt	*65*

22.b *Wenn ja, wo befinden sie sich?*

Am Ein-Uhr-Punkt	3
Am Zwei-Uhr-Punkt	2
Am Drei-Uhr-Punkt	9
Am Vier-Uhr-Punkt	1
Am Fünf-Uhr-Punkt	1
Am Sechs-Uhr-Punkt	14
Am Sieben-Uhr-Punkt	1
Am Acht-Uhr-Punkt	2
Am Neun-Uhr-Punkt	7
Am Zehn-Uhr-Punkt	3
Am Elf-Uhr-Punkt	3
Am Zwölf-Uhr-Punkt	15

22.c *In welcher Tiefe befinden sich die Punkte?*

Am Eingang der Vagina	16
Etwa in der Mitte	17
Tief drinnen, etwa am Gebärmutterhals	13

23	*Was wissen Sie über weibliche Ejakulation?*	
	Ich habe noch nie davon gehört	9
	Ich habe davon gehört oder gelesen, kenne sie aber nicht aus eigener Erfahrung	27
	Ich kenne sie aus eigener Erfahrung	24
	Ich bin nicht sicher	5

24.a	*Wenn Sie schon einmal eine Ejakulation erlebt haben, von wo nahm sie ihren Ausgang?*	
	Von der Vagina	10
	Von der Harnröhre	6
	Ich weiß nicht	11
24.b	*Welche Farbe hatte die Ejakulationsflüssigkeit?*	
	Transparent, klar	12
	Weiß	7
	Gelblich	2
24.c	*Welche Konsistenz hatte die Ejakulationsflüssigkeit?*	
	Flüssig	12
	Wässrig	6
	Leicht zähflüssig	5

25.a	*Kennen Sie das Gefühl, während der Phase der Erregung bzw. während des Orgasmus pinkeln zu müssen? In wie viel Prozent der Fälle kommt es vor?*	
	100 Prozent	0

75 Prozent	7
50 Prozent	5
25 Prozent	12
10 Prozent	19
Nie	14
Ich bin nicht sicher/Keine Antwort	8
Gesamt	*65*

25.b *Haben Sie den Orgasmus je zurückgehalten, weil Sie Angst hatten, dabei zu pinkeln?*

Ja	16
Nein	41
Keine Antwort	8
Gesamt	*65*

26.a *Erkennen Sie Ihre Form des Orgasmus auf dem Schamanenrad wieder?*

Ja	16
Nein	18
Teilweise	18
Keine Antwort	13
Gesamt	*65*

26.b *Wenn ja bzw. teilweise, wie ordnen Sie ihn ein?*

Erdbeben	31
Feuer	10
Die sich brechende Welle	10
Vulkan	9
Orkan	4

27	*Kennen Sie andere Formen des Orgasmus? Wenn ja, beschreiben Sie diese.*	
	Spontaner Orgasmus, ohne Reibung	2
	Durch 45-minütiges Streicheln der Haare und Massage der Pobacken	2
	Durch Analverkehr	1
	Während Sport, Tanz oder Musik	1
	Durch intensives Atmen	1
	Plateau-Orgasmus: Ausweitung der Vagina bei minimalen Kontraktionen	1

28	*Wie fühlten Sie sich beim Ausfüllen des Fragebogens?*	
	Bereit, entspannt, wohl	9
	Ängstlich, unsicher, unwohl, unwissend	4
	Ich akzeptiere mich, wie ich bin, lege mir nicht so viele Gebote auf	4
	Mir wurde klar, dass ich wenig über meinen Körper und meinen Orgasmus weiß	3
	Ich bin dankbar für meine Erfahrung und möchte sie teilen	3
	Müde, weil ich Angst habe, dass ich es nicht gut erklären kann	3
	Ich hatte Schwierigkeiten, für so viele Empfindungen die richtigen Worte zu finden	3
	Aufgewühlt, angenehm konzentriert, erregt	3
	Ich kam mir vor wie ein Versuchskaninchen, hatte kaum Zeit für die Antworten	3
	Merkwürdig, ich hatte einfach so viele Empfindungen	2

Offen für einen neuen Lebensstil, eine Art Meditation	2
Ich hatte zuerst das Gefühl, ich hätte nichts zu sagen, aber dann ...	1
Keine Antwort	25

Herzlichen Dank für Ihre Mitarbeit!

Quellen

Kapitel 1

1) Federation of Feminist Women's Health Centers, *A New View of a Woman's Body*, New York 1981
2) Ebda.
3) Schmidt, Richard, *Das Kamasutra des Vatsyayana – Die indische Ars amatoria*, Berlin 1907, S. 116; zitiert nach: Gedün Chöpel, *Kama Sastra*, Rom 1955
4) Siehe Kokkoka, *Koka Sastra – L'arte di amare nell'India medievale*, Einführung von Alex Comfort, Como 1989, S. 123; (Deutsch: *Kokashastra*, Berlin 1998)
5) Ramsdale, David und Ellen, *Sexual Energy Ecstasy*, Playa del Rey 1991, S. 190
6) Schmidt, Richard, *Beiträge zur indischen Erotik – Das Liebesleben des Sanskritvolkes*, Berlin 1922, S. 268; zitiert nach: Gedün Chöpel, *Kama Sastra*, Rom 1955
7) Siehe Galen, C., »Opera omnia«, in: Kühn, C. G. (Hrsg.), *Medicorum Graecorum Opera quae exstant*, Leipzig 1933, Band 14, S. 189, übersetzt von K. F. Stifter 1988, S. 40
8) Siehe Ozment, S., *When Fathers Ruled – Family Life in Reformation Europe*, Cambridge (MA) 1983, S. 216
9) Siehe Devereux, George, »Mohave Orality«, in: *Psychoanalytic Quarterly* 16/1947, S. 539
10) Gladwin, T., Sarason, S. B., *Truk – Man in Paradise*, New York 1953, S. 109
11) Fo, Jacopo, »Il punto G«, in: *Enciclopedia del Sesso Sublime*, Heft 2, S. 30

12) Sala, Silvano, *Orgasmo e anorgasmia femminile*, Magisterarbeit am ISC, Rom 1995
13) Gräfenberg, Ernst, »The role of urethra in female orgasm«, in: *International Journal of Sexology*, 1950, S. 119, S. 146
14) Dukes, Jerry, »The G Spot – Why the ignorance?«, in: http://members.ozemail.com.au/˜jedukes/docs/gstmp2.html
15) Siehe Kinsey, A. C., et al., *Sexual Behavior in the Human Female*, Bloomington 1994, S. 580
16) Masters, William, Johnson, Virginia, *L'atto sessuale nell'uomo e nella donna*, Mailand 1967, S. 67, S. 69; (Englisch: *Human Sexual Response*, 1966)
17) Masters, Johnson, a. a. O. S., 74, S. 84
18) Siehe Kahn Ladas, Alice, Whipple, Beverly, Perry, John D., *Il punto G*, Mailand 1986, S. 32 und 54; (Englisch: *The G Spot*, 1982)
19) Siehe Lowndes Sevely, Josephine, *Evas Geheimnisse*, München 1987, S. 108
20) Siehe Belzer, Edwin G., Whipple, Beverly, Moger, William, »Brief Reports on Female Ejaculation«, in: *Journal of Sex Research*, November 1984, S. 403
21) Siehe Perry, John D., »Effects of Clitoral and G Spot Stimulation on Pelvic Muscles«, Portland 1984, in: www.incontinet.com/articles/art_sex/candgos.htm
22) Ebda.
23) Siehe Alzate, Heli, »Vaginal eroticism: a replication study«, in: *Archives of Sexual Behavior*, Dezember 1985
24) Siehe Alzate, H., Hoch, Z., The G-Spot and female ejaculation: a current appraisal
25) Siehe Lowndes Sevely, a. a. O., München 1987
26) Siehe Darling, Carol, Davidson, Kenneth, Conway-Welch, Colleen, »Female Ejaculation: Perceived Origins, the Gra-

fenberg Spot/Area, and Sexual Responsiveness«, in: *Archives of Sexual Behavior*, Januar 1990, S. 29

27) Siehe Winton, Mark A., »The Social Construction of the G Spot and Female Ejaculation«, in: *Journal of Sex Education and Therapy*, Bd. 15/1989, S. 151

28) Siehe Alzate, Heli, »Vaginal Erogeneity, the G-Spot and Female Ejaculation«, in: *Journal of Sex Education and Therapy*, Bd. 16/1990, S. 137

29) zur Nieden, Sabine, *Weibliche Ejakulation*, Stuttgart 1994, S. 104

30) Westheimer, Ruth, *Sex für Dummies*, Bonn ^{3}2001, S. 200

31) Siehe Schubach, Gary, »The G-Crest and Female Ejaculation«, in: www.doctororg.com

32) Siehe Cabello Santamaria, Francisco, *Female Ejaculation, Myth and Reality*, XIII. Weltkongress der Sexualforschung in Valencia 1997

33) Siehe Hines, Terence M., »The G Spot: A modern gynecologic myth«, in: *American Journal of Obstetrics and Gynecology*, August 2001

34) Siehe Jannini, Emmanuele, et al., »Type-5-Phosphordiesterase Expression in the Human Vagina«, in: *Urology*, Januar 2002, S. 191

35) Siehe Manacorda, Elisa, »Caccia al punto G«, in: *L'Espresso*, 25. Juli 2002, S. 141

36) Siehe Jannini, Emmanuele, »Il mitico punto G esiste? Ecco dov'è!« in: *Panorama* vom 14. August 1998

37) Siehe www.aied.it/aied/faq/sessualità

38) Schubach, Gary, a.a.O.

39) Siehe Hite, Shere, *Der Hite-Report – Erotik und Sexualität in der Familie*, München 1996

40) Shaw, Miranda, *Frauen, Tantra und Buddhismus*, Frankfurt a. M. 2000, S. 140

Kapitel 2

1) Siehe Kokkoka, *Koka Sastra – L'arte di amare nell'India medievale*, Einführung von Alex Comfort, Como 1989, S. 123 (Deutsch: *Kokashastra*, Berlin 1998)

Kapitel 3

1) Siehe Pollina, Salvatore, *L'orgasmo durante il parto*, Wissenschaftliche Untersuchung am Institut für Gynäkologie und Geburtshilfe am Ospedale Civile di Fidenza, 1986, veröffentlicht: www.ginecologo.it/parto
2) Siehe Darling, Davidson, Conway-Welch, a. a. O., S. 29
3) zur Nieden, Sabine, a. a. O., S. 104
4) zur Nieden, Sabine, a. a. O., S. 105
5) Siehe Federation of Feminist Women's Health Center, a. a. O.

Kapitel 4

1) Siehe *Das Kamasutra*, übersetzt von Indra Sinha, Offenbach 1998, S. 42
2) Siehe Kokkoka, a. a. O., S. 123
3) Kahn Ladas, Whipple, Perry, a. a. O., S. 148ff.
4) Siehe Corn, Laura, *The Incredible G Spot – The Ultimate Sexual Experience*, Videokassette, Arizona 1995
5) Siehe Christinger, Doris, *Auf den Schwingen weiblicher Sexualität*, Zürich 2000, S. 106
6) Singer Kaplan, Helen, *Nuove terapie sessuali*, Mailand 1995, S. 47 (Englisch: *The New Sex Therapy*, 1974)

Kapitel 5

1) Siehe Lowen, Alexander, *Amore, Sesso e Cuore*, Rom 1989, S. 29 (Englisch: *Love, Sex, and Your Heart*, New York)
2) Richardson, Diana, *The Love Keys*, Shaftesbury 1999, S. IX
3) Hellinger, Bert, *Amore a seconda vista*, Seminar über Familienkonstellationen, Rom, Mai 2002
4) Wilber, Ken, *Wege zum Selbst*, München 1989, S. 19
5) Odier, Daniel, *Désirs, passions et spiritualité*, Paris 1999, S. 145
6) Odier, Daniel, Seminar in Nizza, Mai 2001
7) Meister Eckhart, »Das Granum-Senapis-Lied«, Vers 8, in: Gnädinger, Louise, *Deutsche Mystik*, Zürich 1989, S. 223
8) Vijnanabhairavatantra, Vers 93, zitiert nach: Odier, Daniel, *Tantra Yoga – Guida alla pratica del tantra e della conoscenza suprema*, Vicenza 1999, S. 20

Danksagung

Wir danken den 180 Frauen, die uns erlaubt haben, sie in einem so intimen Augenblick ihres Lebens zu beobachten, vor allem aber all jenen, die uns nicht nur zeigten, was sie empfanden, sondern auch versuchten, dies niederzuschreiben.

Unser Dank gebührt auch unseren Lehrern Bali und Prabhato, die uns lehrten, was wir hier vorstellen, und acht Jahre lang unsere Begleiter auf dem tantrischen Weg waren. Außerdem möchten wir Margo Anand danken, der Lehrerin von Bali und Prabhato, die auf dem Gebiet des Tantra Pionierarbeit leistete.

Von ganzem Herzen geht unser Dank an unsere derzeitigen tantrischen Lehrer Daniel Odier und Lama Chmimed Rigdzin sowie an Michael Barnett. Ihre höchst kostbaren Belehrungen haben unseren Forschungsansatz immer beeinflusst, auch wenn ihre Unterweisungen keinen direkten Bezug zum Thema dieses Buches haben.

Ein herzliches Danke geht auch an Rossanna Cirillo, eine Gynäkologin, die für uns eine Kontrollgruppe von weiteren 65 Frauen über ihre Erfahrungen mit dem G-Punkt interviewte.

Erika Tanfi schrieb die Interviews vom Band und besorgte die Aufbereitung der statistischen Daten sowie die Korrektur des Textes. Liene Tamamace war uns während des Schreibens behilflich. Beiden sei recht herzlich gedankt. Und nicht zuletzt gebührt unser Dank unserer Tochter Julia, die ihre Eltern monatelang nur vor dem Computer erlebte.